Eckhard Nagel
Petra Schmidt

Transplantation

Leben durch fremde Organe

Herausgegeben von Rudolf Pichlmayr

Unter Mitarbeit von
Heidi Fröhlich, Wolfgang Greiner,
Gundolf Gubernatis, Michael Niechzial,
Konrad Obermann, Heiner Smit,
Annette Tuffs, Gabriele Wolfslast

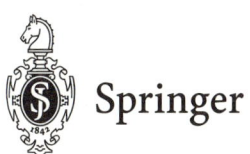

Springer

Mit 42 Abbildungen, davon 5 farbig

ISBN 3-540-60525-8
Springer-Verlag Berlin Heidelberg New York

© Springer-Verlag Berlin Heidelberg 1996
Printed in Germany

Redaktion: Ilse Wittig, Heidelberg
Umschlaggestaltung: Bayerl & Ost, Frankfurt
unter Verwendung einer Illustration von Phototake, Bildagentur
Mauritius, Frankfurt
Innengestaltung: Andreas Gösling, Bärbel Wehner, Heidelberg
Herstellung: Andreas Gösling, Heidelberg
Satz: Schneider Druck GmbH, Rothenburg ob der Tauber
Druck: Druckhaus Beltz, Hemsbach
Bindearbeiten: J. Schäffer GmbH & Co. KG, Grünstadt
67/3134 - 5 4 3 2 1 0 – Gedruckt auf säurefreiem Papier

Inhaltsverzeichnis

VIII

Die Transplantation von Organen

Die Transplantationsmedizin darf als Beispiel für einen großen und weiterführenden medizinischen Fortschritt bezeichnet werden. Dabei ist sie im besonderen Maße mit ethischen, allgemein menschlichen, juristischen und ökonomischen Fragen verflochten. Eingehende Diskussionen mit vielen Disziplinen und gerade auch mit und in der Öffentlichkeit sind deshalb erforderlich.

Das vorliegende Buch soll eine weitere Grundlage für solche Diskussionen sein. Die Gespräche und Kontroversen anläßlich des neuen Transplantationsgesetzes in Deutschland haben gezeigt, wie notwendig weitergehende, allgemein verständliche Literatur auf diesem Gebiet ist. Dabei ist die Perspektive wichtig, aus welcher man den Themenkomplex der Organtransplantation betrachtet. Die Autoren tun dies aus der Sicht der behandelnden Ärzte, die kranken Menschen mit einer Transplantation haben helfen können, die aber auch solche Patienten begleitet haben und begleiten werden, welche trotz einer solchen Operation nicht wieder zu einem lebenswerten Leben finden könnten oder deren Leidensweg auch durch die Transplantation nicht aufgehalten wurde, und die schmerzlich erfahren und erfahren werden, daß wegen der nicht ausreichend zur Verfügung stehenden Organe Menschen auf der Warteliste versterben. Eine solche

Sichtweise orientiert sich an der Hoffnung, die durch die Entwicklung der Organtransplantation möglich geworden ist, ohne die Schattenseiten einer Hochleistungsmedizin aus dem Auge zu verlieren. Dazu gehören gerade auch die Punkte, die so vehement – leider manchmal unpersönlich – diskutiert werden.

Dieses Buch kann dazu beitragen, aufzuklären und dadurch die Debatten zu erleichtern. Es wird in der Weiterentwicklung der Organtransplantation darum gehen, einen guten Kompromiß zu finden zwischen der Wahrung des Selbststimmungsrechts eines Verstorbenen, dem Sorgerecht der Angehörigen wie auch den Erwartungen jener, die auf die Rettung ihres Lebens durch eine Transplantation hoffen. Daß die Therapie im Bereich der Transplantationsmedizin so verschiedene Interessen betrifft, liegt daran, daß das ärztliche Handeln mit ihr eine neue Dimension erschlossen hat: Anders als bei den bisherigen Behandlungsarten erfordert die Organtransplantation primär einen Eingriff bei einem anderen als dem zu behandelnden Menschen selbst. Dieser Weiterentwicklung muß entsprechend Rechnung getragen werden. Dies bedeutet u.a., daß die mit der Organtransplantation verbundenen ethischen Prinzipien absolut korrekt eingehalten werden müssen. Hierzu finden sich auf den folgenden Seiten die entsprechenden Ausführungen, nach denen im zweiten Teil des Buches die medizinischen Grundlagen der Organtransplantation besprochen werden. Diese medizinischen Grundlagen sind aber unabdingbar mit der Beachtung der Normen verbunden.

Prof. Dr. med. Rudolf Pichlmayr
Dr. med. Dr. phil. Eckhard Nagel

Danksagung

Die Herausgeber möchten sich für die Unterstützung, die sie bei der Entstehung dieses Buches erhalten haben, herzlich bedanken. Ohne die geradlinige und sorgsame Mitarbeit der Autoren wäre eine Realisierung nicht möglich gewesen. Planung und Durchführung wurden aber wesentlich verantwortet auch durch die ausgesprochen kooperative und unterstützende Mitarbeit des Springer-Verlages, namentlich von Frau Ilse Wittig und ihrem Team, denen wir zu besonderem Dank verpflichtet sind. Verdienst bei der Vorbereitung der Publikation hat sich auch Frau Dr. Annette Tuffs vom Kuratorium für Heimdialyse und Nierentransplantation erworben. Besondere Erwähnung soll Frau Prof. Dr. Gabriele Wolfslast erfahren, die wegen der Änderungen während der Vorbereitung zur Transplantationsgesetzgebung wiederholt gefordert war, ihre Textbeiträge anzupassen.

Ein Dank gilt all unseren Patienten und deren Angehörigen für Vertrauen, häufig Geduld und nimmermüden Ausdruck der Hoffnung, daß über die Weiterentwicklung in der Transplantationsmedizin Leid und Leiden einzelner vermindert werden könne. Die im Buch dargestellten Patientengeschichten sind alle bis zur Anonymität in ihrer Struktur verändert, beruhen aber selbstverständlich auf persönlichen Erfahrungen der Autoren. Die gewählten Namen sind frei erfunden. Der ausgesprochene Dank ist mit der Hoffnung verbunden, daß mit dem vorliegenden Buch eine weitere Grundlage geschaffen wird, die es ermöglicht, die z.T. nicht einfachen Fragen, die durch die Transplantationsmedizin aufgeworfen werden, offen aussprechen zu können: offen, so daß bei allen Beteiligten und Betroffenen ein Gefühl gegenseitiger Achtung zurückbleibt.

1 Zur Geschichte und Entwicklung der Organtransplantation

Cosmas und Damian

Viele Legenden belegen, daß die Verpflanzung von Organen ein uralter Traum der Menschheit ist. Eine chinesische Sage zum Beispiel berichtet von dem Arzt Pien Xiao, der im 6. Jahrhundert v. Chr. die Herzen zweier Menschen ausgetauscht haben soll.

Auch der europäische Kulturkreis hat seine »sagenhafte« Transplantation. Im 4. Jahrhundert n. Chr. lebten zur Zeit des Kaisers Diokletian in Kleinasien die beiden später heiliggesprochenen Ärzte Cosmas und Damian (Abb. 1.1). Sie sollen einem schwer verwundeten Ritter das Bein eines gerade gestorbenen Mohren übertragen haben. Dieser Eingriff der beiden Ärzte war später im Mittelalter ein beliebtes Bildmotiv.

Die Entwicklung der Grundlagen

Die ersten Versuche der modernen Transplantationsmedizin beginnen bereits Anfang unseres Jahrhunderts, obwohl noch einmal 5 Jahrzehnte bis zur ersten erfolgreichen Nierentransplantation vergingen. Seither entwickelten sich die wichtigsten Grundlagen der Transplantation weiter:

Zum einen die chirurgische Technik, die die Voraussetzung zur Durchführung dieser Eingriffe war, zum anderen auch die Immunologie, ohne deren Kenntnis eine längere Funktion der transplantierten Organe nicht denkbar wäre.

Der erste Versuch einer Nierentransplantation bei einem Tier wurde von Emmerich Ullmann (1861–1937) im Jahre 1902 vorgenommen: Er transplantierte eine Hundeniere in den Hals einer Ziege.

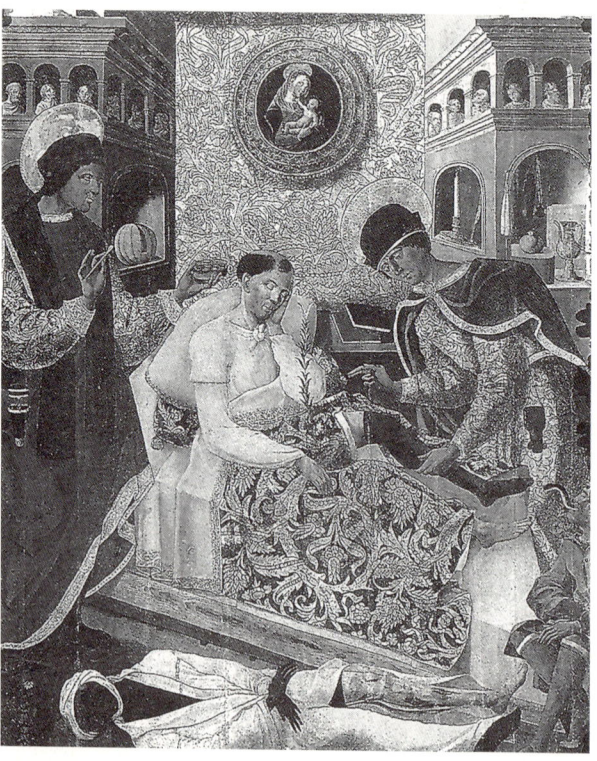

Abb. 1.1. Cosmas und Damian übertragen das Bein des Mohren.

Zur gleichen Zeit arbeitete der französische Chirurg Alexis Carrel (Abb. 1.2) an der Entwicklung einer Technik zur Durchführung von Gefäßanschlüssen, sogenannten Anastomosen. Diese Entwicklung war essentiell, um ein neues Organ an die Blutgefäße des Empfängers anschließen zu können. Zusammen mit David Guthrie forschte er erst in Chicago, später in New York. Die von

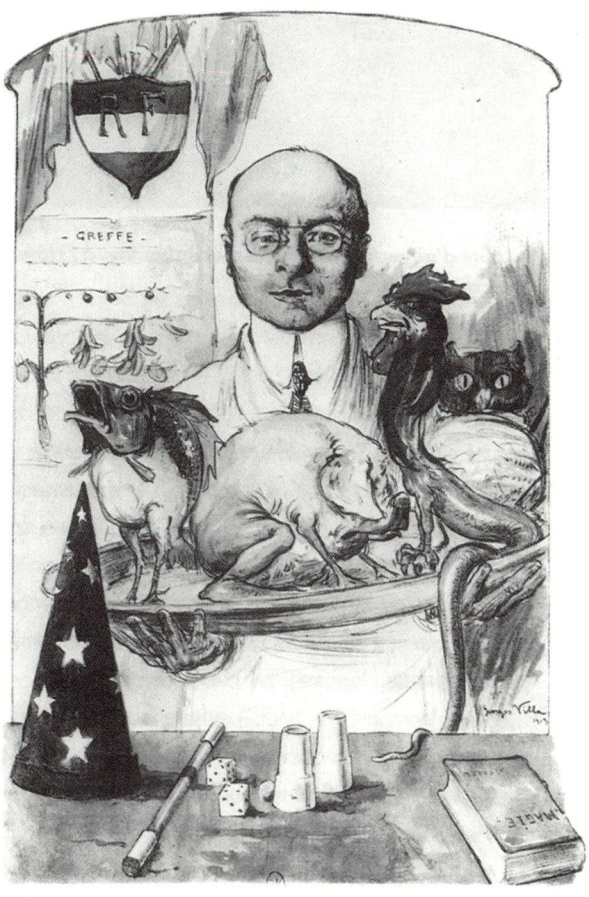

Abb. 1.2. Die Karikatur von 1913 zeigt Carrel als Zauberer.

diesen beiden Forschern entwickelten Techniken können als Prototypen für heutige Transplantationen angesehen werden.

Trotz der chirurgisch exakten Technik funktionierten alle diese transplantierten Organe zur Enttäuschung der Forscher nur für kurze Zeit. Carrel, der 1912 den Nobelpreis für Medizin erhielt, stellte 2 Jahre zuvor fest:

> »Wenn ein Organ, entnommen von einem Tier mittels einer bestimmten Technik seinem Eigentümer wieder eingepflanzt wird und fortfährt normal zu funktionieren, aber seine Funktion einstellt, wenn es mit Hilfe der gleichen Technik in ein anderes Tier transplantiert wird, dann kann dieser physiologische Unterschied nicht durch chirurgische Faktoren herbeigeführt sein. Die Veränderung, die im Organ vorgegangen ist, muß Folge des Einflusses des Empfängers sein, d. h. Folge biologischer Faktoren.«

Worin aber diese Faktoren bestanden, war zu diesem Zeitpunkt noch weitgehend unklar.

Auch verschiedene andere Versuche zu Beginn des Jahrhunderts, Tiernieren auf Menschen zu übertragen, verliefen – nach heutigem Wissen muß man sagen »zwangsläufig« – nicht erfolgreich, da die Organe unweigerlich abgestoßen wurden.

Die ersten Erkenntnisse, die Hinweise auf den Grund des Funktionsverlustes lieferten, stammen von Konrad Landsteiner, der die unterschiedlichen Blutgruppen des A-B-0-Systems entdeckte. Jetzt waren erstmals Merkmale bekannt, die der Organismus als »eigen« oder »fremd« erkennen konnte. In den nächsten Jahrzehnten wurden große Fortschritte auf diesem neuen Gebiet Immunologie gemacht. Die wirklich wegweisenden Ergebnisse erarbeiteten Peter Medarwar in Oxford und Jean Dousset in Paris.

4

Medarwar, der 1960 den Nobelpreis für Medizin erhielt, legte in den 50er Jahren die Grundlagen zur Erforschung der Abstoßung fremden Gewebes und der Entwicklung der Immunsuppression. Er beobachtete auch, daß die Abstoßung zwischen nahe verwandten Individuen schwächer ausgeprägt ist als zwischen nichtverwandten.

Jean Dousset, Nobelpreisträger 1980, entdeckte zu Beginn der 60er Jahre die ersten für die Abstoßungsreaktion verantwortlichen HLA-Merkmale (s. Kap. 8).

Obwohl die Gefahren und Folgen der Abstoßung inzwischen bekannt waren, wurden – getrieben von der Hoffnung, sterbenden Patienten zu helfen – immer wieder Versuche unternommen, Nieren gestorbener Personen auf lebende Menschen zu übertragen. Früher oder später verloren jedoch alle diese Organe ihre Funktion. Ein von David Hume 1953 in Boston transplantierter Patient lebte 6 Monate mit seiner neuen Niere, dann starb auch er.

Die ersten erfolgreichen Transplantationen

Inzwischen war klar geworden, daß alle der bis dahin etwa 40 transplantierten Nieren vom Immunsystem des Empfängers zerstört worden waren. Die einzig mögliche Lösung dieses Problems war, die Immunabwehr des Empfängers zu unterdrücken, was aber zu diesem frühen Zeitpunkt noch nicht möglich war.

Es stand nach Versuchen mit Hauttransplantationen fest, daß bei eineiigen Zwillingen das Immunsysten des Empfängers gewissermaßen überlistet werden konnte: Bei eineiigen Zwillingen sind beide Individuen genetisch vollständig identisch, d. h. ihre Zellen besitzen die gleichen Oberflächenmerkmale. Deshalb kann das Immunsystem des Empfängers das Organ vom anderen Zwilling nicht als fremd erkennen und somit auch nicht abstoßen.

1954 war es dann endlich soweit: Die erste wirklich erfolgreiche Organtransplantation wurde in Boston durchgeführt. Ein Team von Wissenschaftlern (Moore, Murray, Merill und Harrison) entnahm einem Zwilling eine Niere und transplantierte sie dem anderen Zwilling, der an Nierenversagen litt. Dieser Bruder lebte damit völlig gesund 8 Jahre, bevor er an einem Herzinfarkt starb.

Diese Transplantation zeigte, daß die Übertragung von Nieren von einem Menschen auf einen anderen prinzipiell möglich war, wenn es nur gelänge, die Abstoßung auszuschalten. Dies wurde zunächst durch Ganzkörperbestrahlungen versucht, was zwar einerseits den gewünschten Effekt, aber andererseits schwere Nebenwirkungen zur Folge hatte.

Die erste immunsuppressive Substanz, die experimentell (wieder in Boston) von Robert Schwartz und William Danesh angewandt wurde, war das Mercaptopurin, es folgte das Azathioprin und schließlich Kortison. Inzwischen stehen, wie in Kap. 8 beschrieben, noch weitere stärkere, aber verträglichere Medikamente zur Unterdrückung der Abwehr zur Verfügung, wie z. B. die Antiseren, die in den 60er Jahren entwickelt wurden, oder das Ciclosporin, das an den Schaltstellen des Immunsystems eingreift, oder das um ein vielfaches wirksamere Tacrolimus.

Außerdem trugen die Möglichkeiten der Typisierung von Gewebemerkmalen zum Erfolg der später in großer Zahl durchgeführten Nierentransplantationen bei.

Kaum ein medizinisches Ereignis hat die Gemüter so erregt wie die erste Herztransplantation: Am 3. Dezember 1967 führte Christiaan Barnard am Groote Schur Hospital in Kapstadt diese Operation durch. Zunächst

6

entnahm er der 25 Jahre alten Denise Daval, die bei einem Autounfall ums Leben gekommen war, das Herz. Es wurde anschließend dem 50jährigen Louis Washanski eingepflanzt, der an einer koronaren Herzkrankheit zu sterben drohte.

Mehr als 10 Jahre nach der ersten erfolgreichen Nierentransplantation erregte die Transplantationsmedizin plötzlich weltweites Aufsehen. Das neue Herz von Louis Washansky schlug zwar nur 18 Tage, doch die imaginäre Grenze, die bis dahin das Herz umgeben hatte, war endgültig überschritten. Galt doch in der Vorstellung vieler Menschen das Herz noch immer als Sitz der Seele und nicht als beliebiges Organ unter vielen. Durch diese erste Herztransplantation stellten sich – für die Öffentlichkeit plötzlich – völlig neue Fragen, wie zum Beispiel danach, wann eigentlich ein Mensch endgültig tot und ob es überhaupt statthaft sei, Organe eines Toten auf einen anderen Menschen zu übertragen.

Christiaan Barnard wurde sowohl hoch gelobt wie auch scharf kritisiert. Viele seiner Kollegen warfen ihm vor, voreilig gehandelt zu haben. Außerdem nannten sie den Medienwirbel unseriös.

Zur gleichen Zeit waren aber noch andere Teams zur Herztransplantation bereit: Am 7. Dezember, also nur wenige Tage nach Barnard, transplantierte Adrian Karnowitz in Brooklyn ein Herz, am 6. Januar folgte Norman Shumway in Stanford. Bei Shumway hatte Barnard experimentelle Arbeiten durchgeführt und wichtige Kenntnisse erworben. Barnards nächster Patient, ebenfalls im Januar 1968 transplantiert, überlebte 18 Monate.

Dieser Operation folgten allein 1968 über 100 Herztransplantationen. 64 Teams in 22 Ländern engagierten sich auf diesem Gebiet.

Es zeigte sich allerdings bald, daß die anfängliche Euphorie zu groß gewesen war. Keiner der Patienten überlebte länger als 2 Jahre, die meisten starben sogar in den ersten 4 Monaten. 1970 wurden nur noch 15 Herzen transplantiert, nur noch wenige Programme fortgeführt, darunter das von Barnard in Kapstadt und von Shumway in Stanford (Abb. 1.3).

Problematisch war bei den Herztransplantierten der Anfangszeit, daß einerseits Abstoßungen zu spät erkannt wurden und die Immunsuppression nicht ausreichte, andererseits die Immunsuppression oft zu stark war und die Patienten wie Louis Washansky an Infektionen starben. Hier bedurfte es vieler Jahre intensiver Forschung und Anpassung der Immunsuppression durch diejenigen Teams, die ihre Arbeit trotz der zu Beginn enttäuschenden Ergebnisse fortsetzten, um zu erreichen, daß heute 5 Jahre nach der Transplantation noch 80 % der Patienten leben.

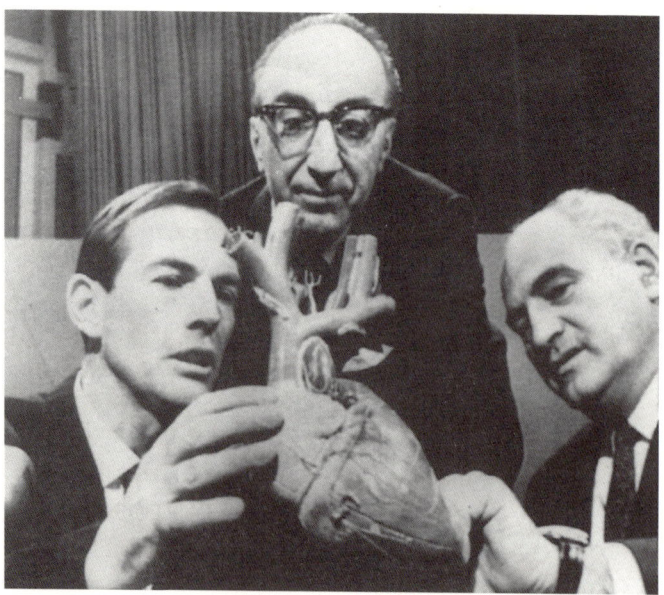

Abb. 1.3. Barnard, Shumway und Lower.

Im Gegensatz zu Herz- und Nierentransplantationen, an denen bereits zu Beginn des Jahrhunderts geforscht wurde, datieren die ersten experimentellen Lebertransplantationen in die 50er Jahre. Die ersten Lebertransplantationen am Menschen wurden von Thomas Starzl in Denver vorgenommen. Er übertrug in den 60er Jahren Pavianlebern bzw. menschliche Lebern auf seine Patienten. Diese starben jedoch alle kurz nach der Operation. Erst 1967 überlebte ein 18 Monate altes Mädchen, das von Starzl wegen Leberkrebs transplantiert wurde, noch 13 Monate. Sie starb nicht am Funktionsverlust ihrer neuen Leber, sondern an den Folgen ihrer Krebserkrankung. Kurz darauf nahmen die Teams in England sowie in Paris und Hannover ihre Arbeit auf. In England begann man am University Hospital Cambridge bzw. Kings College in London, wo einer der dortigen Pioniere Robert Calne war, der auch an der Entwicklung des Ciclosporin mitbeteiligt war.

Es folgten in den 80er Jahren früher für undenkbar gehaltene Transplantationen, wie die erste Herz-Lungen-Transplantation 1982 an der Stanford University in Chicago.

Inzwischen sind die verschiedenen Transplantationen zu anerkannten Behandlungsformen geworden, die weltweit vielen tausend Menschen nicht nur ein bloßes Überleben, sondern auch ein lebenswertes Leben ermöglichen.

Dennoch stehen viele Menschen der Organspende, insbesondere der des Herzens reserviert gegenüber. Auf allen Gebieten der Transplantationsmedizin warten erheblich mehr Patienten auf ein Organ, als Spenderorgane zur Verfügung stehen. Deshalb ist es notwendig, nach Alternativen zur Transplantation menschlicher Organe zu suchen.

Ausblick in die Zukunft

Die Tatsache, daß zu wenige Organe für eine zunehmende Zahl von Patienten zur Verfügung stehen, führte zu einer verzweifelten Suche nach Alternativen. Einem Teil der Patienten ist durch die Dialyse wenigstens das Überleben gesichert, bis eine passende Niere gefunden ist. Für Patienten, die auf ein anderes Organ warten, bedeutet der endgültige Funktionsausfall ihres eigenen Organs den sicheren Tod. Noch immer stirbt ein Drittel der Patienten, bevor das rettende Organ eintrifft. Die Forschung richtet sich also auf mehrere Ziele:

- Zum einen auf die Überbrückung der Wartezeit bis zur Transplantation,
- zum anderen auf den endgültigen Ersatz menschlicher Organe. Eine Möglichkeit ist der Ersatz des Organs durch Maschinen, wie bei der Dialyse, die andere die Transplantation tierischer Organe, die Xenotransplantation.

Maschinen ersetzen Organe

Ideal wäre es, stünden Maschinen zur Verfügung, die bis zur Transplantation das Herz, die Lunge oder die Leber ersetzen können oder gar eine Transplantation überflüssig machen. Bereits erwähnt wurde die Maschine zur Blutwäsche, zur Hämodialyse. Für Herz und Lunge gibt es auch schon Möglichkeiten zur maschinellen Überbrückung.

So wird in vielen Fällen bereits die extrakorporale Membranoxygenation – kurz ECMO genannt– angewandt (Abb. 1.4). Dabei wird das Blut des Patienten aus einer Vene durch ein Schlauchsystem zu einer Pumpe, von dort an einer Membran vorbeigeleitet, durch die das Blut Sauerstoff aufnehmen kann, und schließlich durch ein Heizelement zurück in eine Arterie des Patienten geleitet. So kann z. B. bei Patienten mit Lungenveränderungen nach schweren Unfällen (ARDS »Adult respiratory distress syndrome«), früher Schocklunge genannt, die Zeit überbrückt werden, bis sich die Lunge erholt hat und die Sauerstoffanreicherung des Blutes wieder selbst übernehmen kann. Angewandt wird das Verfahren auch bei Neugeborenen mit Lungenversagen, z. B. bei Fehlbildungen. So wird Zeit gewonnen, in denen die Lunge des Kindes sich nach der z.T. schweren Operation entfalten kann.

Auch die Entwicklung des künstlichen Herzens ist bereits über das rein experimentelle Stadium hinausge-

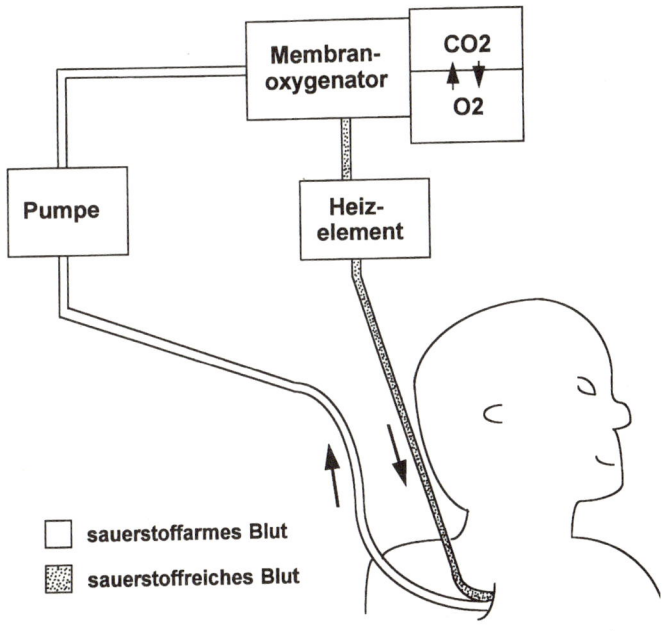

Abb. 1.4. Extrakorporaler Membrangenerator (ECMO) beim Kind.

kommen: Hier gilt das Hauptaugenmerk ebenso der Zeitüberbrückung bis zur Transplantation oder bis zur Erholung des Herzmuskels. So wurde z. B. in Berlin ein Pumpensystem zur Unterstützung des Herzens entwickelt, dessen Pumpe sich außerhalb des Körpers befindet und die mit dem Patientenkreislauf über ein Schlauchsystem verbunden ist. Bis 1993 wurde das System bereits bei 160 Patienten eingesetzt. Hier zeigte es sich vor allem in Kombination mit einer im Anschluß erfolgenden Transplantation als wirkungsvoll. Eine Untersuchung des Texas Heart Institute belegte schon 1991, daß die Mehrzahl der Patienten, deren Herz in der Zeit, in der die Patienten sonst an Herzversagen gestorben wären, für einige Tage mit dem dort benutzten Modell (Hemopump) unterstützt worden war, ihr späteres Leben nach Erholung des eigenen Herzens mit nur geringen Einschränkungen führen konnten. Die vielen verschiedenen Experimente und Modelle, die derzeit auf diesem Gebiet im Einsatz sind, sind zu vielseitig um sie hier zu beschreiben.

Erwähnt werden soll jedoch, daß bereits einige Patienten mit einem Kunstherz leben, dessen komplettes System sich bis auf die Batterien und ein Steuerelement im Körper befindet. Nur die Batterien und das Steuerelement selbst werden außerhalb am Gürtel getragen. Dieses Kunstherz hilft dem eigenen Herzen pumpen. Es ist vorgesehen, daß die Patienten mit diesem Pumpensystem nach Hause entlassen werden können.

Maschinen zum Ersatz von Herz oder Lunge haben hauptsächlich jeweils eine einzelne Funktion zu erfüllen, also den Gasaustausch der Lungen bzw. die Pumpfunktion des Herzens. Die Aufgaben der Leber dagegen sind ungleich vielfältiger (s. Kap. 11). Deshalb sind bisher komplett künstliche Systeme als Ersatz grundsätzlich zum Scheitern verurteilt gewesen. Einen Mittelweg wählte man mit Zellkulturen, in denen Leberzellen von Blut oder Blutplasma umflossen werden und die so die Aufgaben der Leber übernehmen sollen.

Problematisch ist nun, daß normale Leberzellen schlecht in Kulturen zu züchten sind, langsam wachsen und außerdem schnell ihre Funktion verlieren. Deshalb werden zur Entwicklung der künstlichen Leber meist Zellkulturen benutzt, die von Lebertumoren abstammen. Die Zellen werden in kleinen Röhrchen gezüchtet, in denen sie z. B. mit Kollagengel umgeben sind. Außen um die Röhrchen fließt das Blutplasma des Patienten ähnlich wie bei einer Hämodialysemaschine. Andere Experimentatoren siedelten die Leberzellen in kleinen von Membranen umhüllten Kügelchen an.

Die ersten dieser Bioreaktoren sind bereits am Menschen erprobt worden und halfen so, den Zeitraum bis zur Transplantation zu überbrücken. Ein Modell soll etwa die Leistung von 200 g menschlicher Leber haben. Dieses Modell wurde bisher in einer Dauer von 9 bis maximal 144 Stunden an Patienten eingesetzt. Die Hälfte der Patienten überlebte nach anschließender Transplantation. Auf diesem Gebiet ist sicher noch ein großer Forschungsaufwand notwendig, bevor es routinemäßig am Menschen eingesetzt werden kann.

Xenotransplantationen

Ein weiterer Ansatz, die Knappheit von Spenderorganen zu überbrücken, ist die Transplantation tierischer Organe. Hier spricht man von Xenotransplantationen (Xenos = griechisch fremd).

Diese wurde unter anderen Vorzeichen bereits vor Jahrhunderten versucht. So wurde immer wieder – zum Teil schon im 17. Jahrhundert – ausprobiert, Menschen tierisches Blut zu infundieren (Abb. 1.5). Dies geschah meist mit verheerenden Ergebnissen.

Auch die moderne Transplantationsmedizin begann mit Xenotransplantationen (s. oben), allerdings war diese immer wieder mit dem Funktionsverlust des Organs verbunden. Die am längsten funktionierende Niere, von Reemtsma transplantiert, arbeitete 9 Monate lang. Sie entstammte einem Schimpansen. Meist jedoch funktionierten die Organe nur wenige Stunden bis Tage, so daß die Xenotransplantation nie über das Ausnahmestadium hinweg kam.

Durch die Verbesserung der Immunsuppression schien auch die Transplantation tierischer Organe in greifbare Nähe gerückt, standen doch jetzt potente Mittel zur Unterdrückung der Abwehrreaktion zur Verfügung. Diese fällt um so heftiger aus, je weiter entfernt die Verwandtschaft zwischen dem Menschen und der Tierspezies ist, von der das Organ stammt. Mit diesem Abstand werden nämlich auch die immunologischen Unterschiede

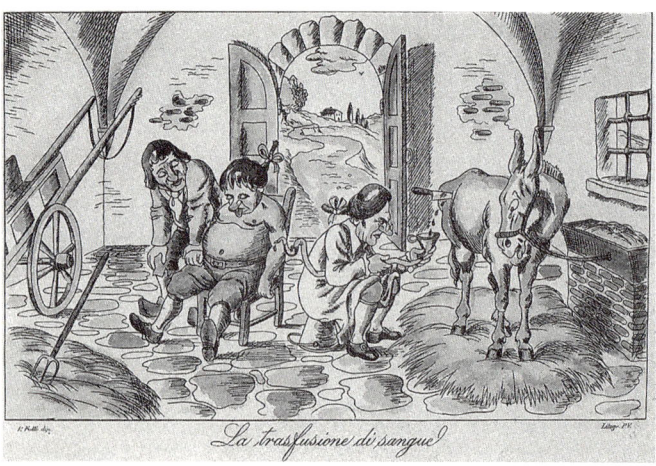

Abb. 1.5. Karikatur einer Bluttransfusion vom Esel zum Menschen.

größer. Doch die Wirklichkeit war weit von dieser Hoffnung entfernt.

Ein Fall ging 1984 um die Welt: Baby Fae, mit einem schweren Herzfehler zur Welt gekommen, erhielt in Amerika ein Pavianherz. Baby Fae starb wenig später. Ihre Geschichte löste eine weltweite Diskussion um die Xenotransplantation aus.

In der Öffentlichkeit wurde die Frage gestellt, ob es ethisch vertretbar sei, tierische Organe für den Menschen zu nutzen. Die Transplantation tierischer Organe wird von vielen Menschen abgelehnt. Dies gilt insbesondere für Menschenaffen, die dem Menschen in vieler Hinsicht ähnlich sind und deren Zucht ausschließlich zum Zweck der Organtransplantation deshalb sehr problematisch ist. Aber auch praktische Gründe sprechen gegen Primaten, denn sie vermehren sich sehr langsam; außerdem sind viele ihrer Krankheiten auf den Menschen übertragbar.

Ethisch weniger problematisch scheint die Verwendung von Schweinen zu sein, die vom Menschen sowieso zu Millionen als Fleisch und Lederlieferanten gezüchtet werden. Schweine vermehren sich rasch, sie wachsen schnell und ihre Anatomie ähnelt der des Menschen. Außerdem können sie gut in keimfreier Umgebung aufgezogen werden. Schon heute leben viele Menschen mit einer Herzklappe vom Schwein.

Aus diesen Gründen richtete sich das Interesse der Forscher auf das Schwein. Gegen die Transplantation von Organen auf den Menschen spricht allerdings, daß Schweine immunologisch dem Menschen nur entfernt verwandt ist. Organe, die von normalen Schweinen auf einen Menschen übertragen würden, wären in Kürze durch Abwehreiweiße (Komplementsystem) zerstört, und es käme zur sogenannten hyperakuten Abstoßung.

Nun gibt es verschiedene Eiweiße, die sich außen auf den menschlichen Zellen befinden und sie vor den

Angriffen der Komplementfaktoren schützen. So z. B. der DAF (decay accelerating factor). Britischen Forschen gelang es, das Gen für diesen Faktor in einen Schweineembryo einzuschleusen. Sie hatten also das erste transgene Schwein erzeugt, das erste Schwein mit einer einzelnen menschlichen Erbanlage. Es trug den Namen Astrid.

Inzwischen konnte gezeigt werden, daß Organe, die von Astrids Nachkommen auf Menschenaffen übertragen wurden, weniger schnell zerstört werden als die von normalen Schweinen. Offensichtlich bietet also der menschliche DAF den Zellen einen gewissen Schutz vor einer Abstoßung.

Jedoch ist auch mit diesem Schritt die breite Abstammungslücke vom Menschen zum Schwein noch nicht überwunden. Es wird sich erst in der Zukunft zeigen, ob es gelingen kann, die Abstoßung tierischer Organe zu überwinden.

Offen bleibt dabei bisher die Frage, ob Xenotransplantationen und die im Zuge dieser Forschungen durchgeführten genetischen Manipulationen von Tieren von der Öffentlichkeit mitgetragen werden.

2 Sterben und Tod

Die zeitlichen Grenzen des Sterbens

Kant beschreibt das Sterben als eine »bloß mechanische Reaktion der Lebenskraft und vielleicht eine sanfte Empfindung des allmählichen Freiwerdens von allem Schmerz.«

Mit dieser knappen Darstellung greift der Philosoph zwei wesentliche Differenzierungen zum Ende der menschlichen Existenz auf: Den Unterschied zwischen Tod als Zustandsbeschreibung einerseits und Sterben als Prozeß andererseits sowie die Unterscheidung zwischen geistiger und leiblicher Existenz.

Diese Aspekte führen seit jeher zu unterschiedlichen kulturellen Auffassungen: So wird auf der einen Seite das Ende der menschlichen Existenz mit dem Ende der geistigen Existenz des Menschen gleichgesetzt. Auf der anderen Seite endet die menschliche Existenz erst mit dem Absterben sämtlicher Körperzellen, in manchen Kulturen erst mit der Vernichtung des Körpers als Ganzes, z. B. durch eine Feuerbestattung.

Die zeitlichen Grenzen des Sterbens sind in unterschiedlichen Kulturen zu unterschiedlichen Zeiten verschieden definiert worden. Bis vor wenigen Jahren galten im europäisch geprägten Kulturkreis Zeichen des Zelltodes als einzig sichere Todeskriterien. Das einfach feststellbare Aussetzen des Herzschlages wurde als Hinweis auf den eingetretenen Tod angesehen. Allerdings führte die noch nicht bekannte Wiederbelebbarkeit des Herzens gelegentlich zu folgenschweren Irrtürmern: Nicht nur in Romanen, sondern auch in der Realität wurden Menschen lebendig begraben, so daß es schon damals zu heftigen Debatten über die Unsicherheit der Todesfeststellung und dem sogenannten Scheintod kam.

Sichere Todeszeichen waren – und sind – das Auftreten von Totenflecken, die Totenstarre und das Einsetzen der Verwesung.

Normalerweise bleiben Wahrnehmung und Schmerzempfindung unmittelbar nach Atem- und Herzstillstand erhalten, dann folgt der Ausfall aller Hirnfunktionen und anschließend das langsame Absterben aller Körperzellen. Durch die moderne Intensivmedizin kann der Ausfall des Herzens und der Atmung rückgängig gemacht werden – nicht jedoch der endgültige Ausfall der Hirnfunktionen.

Dies fiel in den 50er Jahren durch die damals entwickelten Medizintechniken erstmals auf. Ärzte auf Intensivstationen beobachteten, daß Patienten nach erfolgreicher Herz-Lungen-Wiederbelebung keinen Hinweis für Hirnaktivität zeigten. Hier stellte sich also erstmals die Frage nach der Beendigung von Maßnahmen zur weiteren Erhaltung der Körperfunktionen, wie z. B. der maschinellen Beatmung. Auf eine diesbezügliche Anfrage, die 1957 an Papst Pius XII. gerichtet wurde, erging eine offizielle Stellungnahme des Vatikans: »Die Verlängerung des Lebens«. Darin wird dem Arzt die Aufgabe zugewiesen, eine medizinische Definition des Todes zu geben und den Augenblick des Todes eines Patienten zu bestimmen.

In den folgenden Jahren wurden vielfältige neurologische und neurophysiologische Studien durchgeführt. Französische Forscher beschrieben 1959 das »Coma dépassé«, übersetzbar als »über das Koma hinausgehend«. Ihre hier beschriebenen Patienten zeigten keine Spontanatmung, keine Reflexe und im EEG (Elektroenzephalogramm) waren keine Hirnströme sichtbar. Daraus wurde das irreversible Fehlen jeglicher Hirnfunktionen abgeleitet.

Auf diesen Ergebnissen basierend formulierte 1968 ein Komitee der Harvard Medical School die notwendigen Schritte zur Bestimmung des Hirntodes und schlug den Hirntod als neues Todeskriterium vor. Als Charakteristika wurden fehlende Wahrnehmungen und Reflexe, fehlende Atembewegungen sowie eine Nullinie im EEG genannt. Einflüsse, die einen solchen Zustand vortäuschen könnten, wie Unterkühlung und Vergiftungen, mußten ausgeschlossen sein. Eine Wiederholung der Untersuchung nach 24 Stunden mußte die gleichen Ergebnisse erbringen. Im wesentlichen werden diese Charakteristika noch heute angewandt.

Wichtig zum Verständnis des Hirntodkonzeptes ist es, zunächst die hier Verwendung findenden Begriffe im Interesse einer klareren Trennung genau zu definieren.

Der Tod wurde vom wissenschaftlichen Beirat der Deutschen Ärztekammer als »Ende des Organismus und seiner funktionellen Gesamtheit« bezeichnet. Der Tod selbst ist für keinen Menschen wirklich nachvollziehbar. Feststellbar ist er nur anhand der Todeskriterien. Ein Kriterium ist ein »unterschiedliches Merkmal, Kennzeichen« (Meyers Lexikon). Es können also nur Todeskennzeichen geprüft werden. Der Tod markiert den Punkt im Vorgang des Sterbens, an dem keine Rückkehr ins Leben mehr möglich ist. Als Kriterium dafür ist das Stillstehen des Herzens, also der Herz-Kreislauf-Tod, aber nicht geeignet, da durch medizinische Maßnahmen das Herz wiederbelebt werden kann. Für das Gehirn ist dies nicht möglich. Durch intensivmedizinische Maßnahmen kann zwar der Vorgang des Sterbens verlängert werden, eine Umkehr ist nach erfolgtem Hirntod jedoch nicht möglich. Selbst bei maschineller Beatmung wird dem Ausfall der Hirnfunktionen ein Stillstand der Herz-Kreislauf-Funktion folgen.

Feststellung des Hirntodes

Normalerweise kann der Tod durch einen einzelnen Arzt festgestellt und auf dem Totenschein dokumentiert werden. Die Diagnostik des Hirntodes, vor allem im Zusammenhang mit einer Organentnahme, ist aufwendiger. Sie ist entsprechend den strengen Richtlinien der Bundesärztekammer durchzuführen. Diese Richtlinien umfassen inhaltliche wie auch formale, personelle und zeitliche Vorschriften.

Zunächst einmal ist zu prüfen, ob eine Hirntoddiagnostik zum gegenwärtigen Zeitpunkt überhaupt zulässig ist, d. h. es müssen mögliche Diagnosehindernisse ausgeschlossen sein: Hierzu zählen die Unterkühlung, ein Koma durch bestimmte Stoffwechselentgleisungen, eine Vergiftung durch bestimmte Schlafmittel. Falls der Hirntod ohne technische Hilfsmittel diagnostiziert wird, muß auch die medikamentöse Relaxation (künstliche Muskelerschlaffung), wie dies z. B. in der Narkose der Fall ist, ausgeschlossen werden.

Die Hirntoddiagnose muß von 2 Ärzten gestellt werden. Beide dürfen nicht zum Transplantationsteam gehören und müssen genügend Erfahrung auf dem Gebiet der Feststellung des Hirntodes haben.

Sie müssen alle folgenden Symptome feststellen können:

Das erste Symptom ist ein tiefes Koma, aus dem der Patient nicht erweckbar ist.

Als zweites Symptom müssen alle vom Hirnstamm aus gesteuerten Reflexe ausgefallen sein: das Zusammenziehen der Pupillen auf Licht, das Schließen der Augen bei Berührung der Hornhaut (Kornealreflex), Schmerzreaktionen bei Druck auf den Drillingsnerv (Trigeminusnerv) im Bereich des Gesichtes und der Würgereflex im Rachenbereich. Ein weiterer Reflex, der der Steuerung des Hirnstammes unterliegt, ist das Nachstellen der Augen bei passiver Bewegung des Kopfes (okulozephaler Reflex). Bei seinem Ausfall kommt es zum sogenannten Puppenkopfphänomen, wobei die Augen bei passiven Drehbewegungen des Kopfes durch den Untersucher starr und geradeaus gerichtet bleiben. Beim Gesunden kommt es weiterhin bei Eiswasserspülung des äußeren Gehörganges zu Augenbewegungen, die denjenigen ähneln, die man beim Hinaussehen aus einem fahrenden Zug zeigt. Auch dieser vestibulookuläre Reflex ist beim Hirntoten nicht auslösbar. Außerdem fehlt die beim Gesunden durch festen Druck auf die Augäpfel auslösbare Verlangsamung des Pulses (okulokardialer Reflex). Alle diese Reflexe fehlen bei hirntoten Menschen.

Als drittes Symptom kommt der Ausfall der Spontanatmung beim Abstellen des Beatmungsgerätes hinzu, für den es besondere Prüfvorschriften gibt.

Soll der Hirntod durch alle diese Symptome festgestellt werden, muß die Diagnostik nach 12 Stunden wiederholt werden und darf keinerlei Befundänderung zeigen.

Es gibt jedoch die Möglichkeit, mit verschiedenen technischen Verfahren Symptome des Hirntodes sicher zu diagnostizieren. In diesem Fall entfällt die Notwendigkeit zur Wiederholung der Untersuchung nach 12 Stunden.

So können im Falle des eingetretenen Hirntodes im EEG keine Hirnströme, also nur eine Nullinie abgeleitet werden. Außerdem wird das Gehirn nach dem Hirntod nicht mehr durchblutet. Dies kann mit Hilfe der Kontrastmitteldarstellung der Hirnarterien (Angiographie) nachgewiesen werden: Wird das Kontrastmittel nicht in das Gehirn weitertransportiert, findet keine Durchblutung mehr statt. Die fehlende Hirndurchblutung kann außerdem durch die Dopplerultraschalluntersuchung festgestellt werden. Weitere Untersuchungen sind die Hirnszintigraphie und das Fehlen von Hirnstromreaktionen auf bestimmte Reize (evozierte Potentiale). Im Anschluß an die Diagnostik muß diese auf einem speziellen Formular dokumentiert werden. Bei fehlender Einwilligung in die Organentnahme oder falls der Verstorbene nicht als Spender geeignet ist, dürfen dann die Beatmung und die anderen medizinischen Maßnahmen auf der Intensivstation eingestellt werden. Liegen sowohl Einwilligung als auch Eignung vor, kann mit den Vorbereitungen zur Organentnahme begonnen werden.

Kritik an der Definition des Hirntodes

Kritiker an der Hirntoddefinition wenden ein, daß der hirntote Patient kein eigentlich Toter sei, sondern sich zwar im unabwendbaren, aber noch anhaltenden Prozeß des Sterbens befinde und daß erst mit dem Ende der Funktion anderer innerer Organe, z. B. des Herzens und der Lunge, die Person als Ganzes gestorben sei. Dabei wird nicht bestritten, daß der Hirntod unabwendbar zum Ende des menschlichen Lebens führen wird, daß eine Lebensäußerung jenseits der zellulären oder Organebene nicht möglich ist und nur durch äußere Unterstützung aufrechterhalten werden kann. Auf diesen Einwand ist zu entgegnen, daß im Prozeß des Sterbens auch der Herzstillstand ein willkürlich gewählter Zeitpunkt zur Feststellung des Todes ist und der Sterbeprozeß sich auch danach noch bis zum Tod der letzten lebenden Zelle weiter fortsetzt.

Eine weitere, nach Meinung der Kritiker ungeklärte Frage ist die, ob nicht doch auch nach dem eigentlichen Hirntod noch Empfindungen vorhanden sein könnten, die sich der menschlichen Erkenntnis verschließen. Ohne Zweifel sind gerade bei den ungeklärten Fragen zum Ende der menschlichen Existenz keine eindeutigen Antworten möglich. Auch ein noch so differenziertes Wissen über die neurophysiologischen Grundlagen der Körper-Hirn-Beziehung kann solche Sorgen nicht völlig ausräumen. Daß keine Zweifelsfreiheit erreicht werden kann, bedeutet jedoch nicht, daß keine Handlungsanweisungen zur Bestimmung des Todeszeitpunktes gegeben werden können.

Juristische Aspekte

Zwingende Voraussetzung für die Organspende eines Verstorbenen ist der sicher und zweifelsfrei festgestellte Tod des Spenders. Eine Organentnahme von noch Lebenden unter Inkaufnahme seines Todes wäre, auch wenn sie mit Einwilligung stattfände, ein strafbares Tötungsdelikt.

Wann aber ist ein Mensch tot?

Noch im letzten Jahrhundert konnte der Zeitpunkt des Todeseintritts als selbstverständlich für jeden erfahrbar angesehen werden, so daß er vom Gesetzgeber anders als der Beginn des Lebens nicht näher festgelegt wurde.

Dieses Verständnis hat sich jedoch durch die Möglichkeit der Wiederbelebung wesentlich geändert.

Dennoch, und obwohl eine Vielzahl von Rechtsfolgen an den Tod des Menschen geknüpft ist, gibt es in Deutschland (ebensowenig wie in vielen anderen Staaten) in keinem Gesetz eine Begriffsbestimmung des Todes bzw. des Todeszeitpunktes.

Als Folge der Erkenntnisse und der Entwicklung der Medizin ist heute weltweit – mit Ausnahme von Japan – anerkannt, daß der entscheidende Zeitpunkt zwischen Leben und Tod nicht der Stillstand von Herz und Kreislauf ist, sondern der Hirntod. Wollte man für die Bestimmung des Todes weiterhin auf den klinischen Tod abstellen, so wäre ein Patient bereits dann tot, wenn sein Herz stillsteht, und ein Arzt hätte dann keine Pflicht mehr, den Patienten wiederzubeleben. Umgekehrt wäre er verpflichtet, einen Hirntoten so lange weiterzubehandeln, wie Herz und Kreislauf maschinell aufrechterhalten werden können.

Der Hirntod als Todeskriterium wird aber seit einiger Zeit in Deutschland von einigen Wissenschaftlern und Publizisten und neuerdings auch von manchen Politikern bestritten. Sie nehmen an, daß Hirntote erst Sterbende seien, Organentnahmen von Hirntoten also von noch lebenden Menschen erfolgten. Konsequenz dieser Auffassung ist aber nicht, daß Organentnahmen von Hirntoten grundsätzlich unzulässig sein sollen. Sie sollen nur mit ausdrücklicher Einwilligung des Spenders erfolgen dürfen – das aber auch dann, wenn die Explantation mit Sicherheit zum endgültigen Zusammenbruch des gesamten Organismus führt. Diese Argumentation zeigt, daß es bei der neuaufgetretenen Kontroverse um den Hirntod als Todeskriterium in erster Linie um die Zulässigkeitsvoraussetzungen für eine Organentnahme geht, insbesondere um die Frage, wer einwilligen darf.

Der Spender, der als zwar Sterbender, aber noch Lebender angesehen wird, soll in eine Operation einwilligen, die keinerlei Nutzen für ihn hat und nach dieser Auffassung zu seinem sicheren Tod führen wird. Eine Organentnahme von dem Hirntoten wäre nach dieser Voraussetzung aktive Tötung, die gegen das Tötungsverbot des geltenden Rechts verstößt, das in § 216 Strafgesetzbuch eine Tötung auf Verlangen unter Strafe stellt. Eine weltanschauliche Grundauffassung, die den Hirntod nicht als Tod des Menschen anerkennen kann, müßte konsequenterweise auf medizinische Verfahren wie die Transplantation verzichten.

Wie der Todesbegriff selbst sind auch die medizinischen Methoden zur Feststellung des Hirntodes nicht in einem Gesetz geregelt. Dies empfiehlt sich allerdings auch nicht, um nicht Entwicklungen der Medizin in bezug auf diese Methoden gewissermaßen einzufrieren.

Als Standard, d. h. als rechtlich gebotener Sorgfaltsmaßstab, gelten jedoch die oben genannten Kriterien des Hirntodes, in denen der wissenschaftliche Beirat der Bundesärztekammer in Zusammenarbeit von Medizinern, Theologen, Philosophen und Juristen das Verfahren zur Feststellung des Hirntodes festgelegt hat. Die Kriterien werden fortlaufend aktualisiert.

Grenzen der Organspende

Während Übereinstimmung über die ethische und juristische Verwerflichkeit von Organhandel oder Horrorvorstellungen wie dem Organraub besteht, sind die Grenzen der Organspende in anderen Bereichen weit weniger deutlich. Die medizinisch-wissenschaftliche Entwicklung führt zu bislang ethisch und juristisch ungeklärten Fragen. In diesem Zusammenhang sei auf zwei Probleme hingewiesen:

- Zum einen stellt sich die Frage nach der Transplantation von Organen toter Neugeborener bzw. anenzephaler Säuglinge (Säuglinge, die mit einer schweren Hirnfehlbildung zur Welt kommen),
- zum anderen die nach der Organspende durch herztote Patienten bzw. durch Patienten, bei denen der Hirntod nicht festgestellt worden ist.

Anenzephale Säuglinge

Bei anenzephalen Säuglingen handelt es sich um Kinder, die mit schwersten Fehlbildungen des Gehirns geboren werden. Zwar impliziert der Fachterminus (an griechisch fehlend und Enzephalos griechisch Hirn), daß das Hirn gänzlich fehlt. Dennoch ist bei diesen Kindern der Hirnstamm in der Regel vorhanden. Der größte Teil des Großhirns, das die kognitiven Fähigkeiten des Menschen ausmacht, sowie auch die Schädeldecke fehlen in der Regel. Diese Babys werden meist tot geboren oder sterben in den ersten Stunden oder Tagen nach der Geburt. Trotz der geringen Zahl der mit dieser Fehlbildung geborenen Kinder ist in den letzten Jahren eine scharfe Kontroverse über ihre Eignung als Organspender entstanden. Der Grund hierfür ist der Versuch, lebendgeborene anenzephale Säuglinge als hirntot darzustellen. Bereits in den 60er und 70er Jahren wurden Transplantationen von Organen durchgeführt, die Kindern mit dieser Fehlbildung entnommen worden waren. Problematisch war dabei, daß die sehr akkurat gefaßten Hirntodkriterien nicht immer klar eingehalten worden sind, auch in Deutschland nicht. Dies wurde für unnötig erachtet, da diese Kinder ohne Großhirn nicht als lebende Personen angesehen wurden.

Trotz der Gewißheit, daß diese Kinder in absehbarer Zeit sterben und sie nie zu irgendeiner kognitiven Leistung fähig sein werden, sind sie imstande zu atmen, zu schlucken und auf Schmerze zu reagieren. Das Stammhirn, dessen völliger Funktionsverlust den Hirntod ausmacht, ist z.T. intakt. Deshalb hat die Arbeitsgemeinschaft der Transplantationszentren eine Resolution verabschiedet, die folgende Standpunkte vertritt:

Ein anenzephales Neugeborenes kann nicht schon aufgrund seiner Fehlbildung als tot angesehen werden. Der Hirntod im Sinne des vollständigen irreversiblen Ausfalls aller Hirnfunktionen muß vielmehr zweifelsfrei festgestellt werden. Dafür gelten die selben Kriterien wie bei jeder anderen Organentnahme. Es ist nach Einschätzung der Arbeitsgemeinschaft der Transplantationszentren nicht vertretbar, anenzephale Föten zum Zwecke der Organentnahme von den Müttern austragen zu lassen.

Entnahme von Spenderorganen bei herztoten Patienten (Non heartbeating donors)

Trotz großer Bemühungen um die Anerkennung des Hirntodkonzeptes und die Erhöhung der Organspendebereitschaft reichen die vorhandenen Organe bei weitem nicht aus.

Deshalb wird weltweit nach Konzepten gesucht, die es ermöglichen, für alle Patienten, die auf den Wartelisten stehen, rechtzeitig ein geeignetes Organ zu finden. Es wurden verschiedene Verfahren entwickelt, die es ermöglichen, auch anderen als hirntoten Patienten Organe zu entnehmen. In den Niederlanden z. B. (insbesondere in

Maastricht) können herztoten Patienten, die in die Not-aufnahme eingeliefert werden, Nieren entnommen werden. Voraussetzung ist ein Herz-Kreislauf-Stillstand ohne Aussicht auf Wiederbelebung, der weniger als 30 Minuten dauert. Unter Beatmung mit reinem Sauerstoff wird über die Herzdruckmassage solange eine Blutzirkulation aufrechterhalten, bis über die Oberschenkelarterien mit der Perfusion begonnen werden kann. Dies ist derzeit erst nach Einwilligung der Angehörigen möglich. Die so entnommenen Nieren unterscheiden sich kaum in der Funktion von Nieren hirntoter Spender.

Ein weiteres Verfahren findet in Pittsburgh (USA) Anwendung. Hier überschneidet sich die Transplantationsmedizin mit der Frage nach Therapieeinstellung bei unheilbar Kranken. Das Pittsburgh-Protokoll sieht vor, daß unter bestimmten Bedingungen und nach ausführlicher Information und Einwilligung durch die Patienten selbst oder ihre Angehörigen die lebenserhaltende Beatmung entzogen werden kann, was den Tod des Patienten zur Folge hat. In Betracht kommt dieses Protokoll für Patienten mit schwersten Herz-Lungen-Erkrankungen, hoher Querschnittslähmung oder schwersten neurologischen Erkrankungen, die dauerhaft auf künstliche Beatmung angewiesen sind. Dabei darf die Frage einer etwaigen Organspende nur vom Patienten selbst oder seinen Angehörigen, nicht aber durch das Klinikpersonal angesprochen werden.

Die eigentliche Abschaltung des Beatmungsgerätes erfolgt im Operationssaal, wo nach zweiminütigem Herzstillstand bei gleichzeitig nicht meßbarem Blutdruck und Atemstillstand mit den Vorbereitungen zur Perfusion begonnen werden darf. Dieses Protokoll ist in mehrfacher Hinsicht ausgesprochen problematisch. Hier wird das Sterben zum Zwecke der Organentnahme in den Operationssaal verlegt. Außerdem kann nicht sicher davon ausgegangen werden, daß der Betroffene von den Vorbereitungen zur Perfusion wirklich nichts wahrnimmt. Auch die Irreversibilität des Herzstillstandes ist nicht gegeben.

In Deutschland werden Verfahren wie das Maastrichter oder das Pittsburgh-Protokoll derzeit nicht angewandt. In einer Stellungnahme der Bundesärztekammer und der Deutschen Transplantationsgesellschaft heißt es:

1. Der Herzstillstand ist kein sicheres Todeszeichen, solange ungewiß ist, ob er unabänderlich ist und ob er bereits zum endgültigen, nicht behebbaren Ausfall der gesamten Hirnfunktion geführt hat.

2. Auch andere ärztliche und rechtliche Voraussetzungen bei Organentnahmen nach Herzstillstand, ohne Feststellung des endgültigen, nicht behebbaren Ausfalls der gesamten Hirnfunktion sind derzeit nicht so weit gesichert, daß dieses Verfahren angewandt werden kann. Daher lehnen die Bundesärztekammer und die Deutsche Transplantationsgesellschaft die Entnahme von Organen wie Niere, Leber oder Bauchspeicheldrüse unter solchen Bedingungen ab.

3. Die Organentnahme nach Herzstillstand wird auch in anderen Ländern erörtert. Die Bundesärztekammer strebt ein abgestimmtes Vorgehen mit den entsprechenden Institutionen in den europäischen Ländern und mit Eurotransplant an. Bis dahin sollen Organe aus dem Ausland in Deutschland nur transplantiert werden, wenn sie nach Feststellung des Todes aufgrund nachgewiesenen endgültigen, nicht behebbaren Ausfalls der gesamten Hirnfunktion entnommen worden sind.

3 Von der Einwilligung bis zur Transplantation

Einwilligung in die Organentnahme

Nach der zweifelsfreien Feststellung des Hirntodes ist die Einwilligung in die Organentnahme einzuholen.

Derzeitige Praxis ist, daß in jedem Fall mit den Angehörigen gesprochen wird. Liegt eine Erklärung des Verstorbenen, z. B. in Form eines Organspendeausweises vor, so ist diese für alle verbindlich, anderenfalls müssen die Angehörigen aktiv entscheiden (s. Kap. 6).

Dieses Gespräch stellt natürlich, vor allem für die Angehörigen, aber auch für den behandelnden Arzt eine große Belastung dar. Zunächst muß die Todesnachricht überbracht werden. Dies fordert vom Arzt ein besonderes Einfühlungsvermögen, da für die Angehörigen der Hirntod rational und emotional nur schwer begreifbar ist. Dies liegt vor allem daran, daß das Äußere des Verstorbenen sich in aller Regel nicht verändert hat.

Kann die Todesnachricht nicht adäquat vermittelt werden, wird die in dieser Situation gestellte Frage nach einer etwaigen Organspende als unbotmäßig empfunden werden. Doch der Arzt kann diese Frage nur jetzt und nicht später stellen. Wichtig ist auch, daß den Angehörigen nicht die gesamte Last der Entscheidung aufgebürdet wird. Sie sollten nicht nach ihrem eigenen Willen entscheiden, sondern danach, was der Verstorbene zu dieser Frage gedacht hat oder, wenn dies nicht bekannt ist, wie er wohl entscheiden würde, wenn er jetzt noch könnte. Die Angehörigen sollen dabei nicht zu der einen oder der anderen Entscheidung überredet werden, sondern dabei unterstützt werden, die bestmögliche Entscheidung zu treffen. Die Rahmenbedingungen und die Art, wie dieses schwierige Gespräch geführt wird, sind dabei von entscheidender Bedeutung, damit die Angehörigen später diesen Vorgang psychologisch bewältigen können. Wochen oder Monate später kann es für die Verwandten ein Trost sein, der Organentnahme zugestimmt und damit einem Menschen das Überleben ermöglicht zu haben.

Während dieser Zeit der Entscheidungsfindung nach abgeschlossener Hirntoddiagnostik müssen Kreislauf, Atmung sowie Flüssigkeitshaushalt des Körpers durch Fortführung intensivmedizinischer Maßnahmen aufrechterhalten werden.

Organisation

Alle auf ein Organ wartenden Patienten in Österreich, den Benelux-Staaten und der Bundesrepublik sind bei der Eurotransplant-Zentrale (ET) im niederländischen Leiden registriert. Dahin wird auch jeder Organspender gemeldet. Außer den Empfängern einer Niere müssen alle Empfänger vor oder während der Organentnahme durch ET ermittelt werden, während für die Ermittlung der Nierenempfänger die HLA-Typisierung (s. Kap. 8) nach der Entnahme durchgeführt wird, um den jeweils am besten passenden Empfänger zu finden.

Die Organisation der Organspende obliegt den einzelnen Transplantationszentren, sie werden organisatorisch und administrativ durch die Deutsche Stiftung Organtransplantation unterstützt, die an jedem Transplantationszentrum eine Organisationszentrale unterhält. Hier geht die Meldung des Organspenders von ET aus ein, wird von den jeweiligen Ärzten über die Eignung des Spenders und die Annahme der jeweiligen Organe entschieden, werden Entnahme, Transport und ggf. die Verschickung der Organe geregelt sowie die Empfänger einbestellt.

Meist wird die Organentnahme durch Chirurgen des nächstgelegenen Transplantationszentrums durchgeführt bzw. organisiert. Außerdem kann das Transplantationszentrum Unterstützung bei der Hirntoddiagnostik vermitteln, falls am Ort kein darin erfahrener Mediziner erreichbar ist.

Kriterien für eine Organspende

Die Kriterien zur Eignung als Organspender wie auch die für Organempfänger werden heute viel weiter gefaßt als früher. Vielfältige Erfahrungen mit einzelnen Organen, die nach früheren Kriterien als sehr kritisch eingestuft, jedoch wegen einer besonderen Dringlichkeit trotzdem transplantiert wurden und gut funktionierten, haben zu einer völligen Neubewertung dieser Kriterien geführt.

Es ist dabei nicht das Streben nach »Organspende um jeden Preis«, sondern das Ergebnis medizinischer Erfahrung, wenn heute feststeht, daß es keine Altersgrenze mehr gibt. Erfolgreiche Herz- und Lebertransplantationen mit Organen von über 60jährigen Spendern oder erfolgreiche Nierentransplantationen von über 70jährigen Menschen zeigen, daß es bei der Beurteilung von Spenderorganen auf die tatsächliche biologische Funktion ankommt und nicht so sehr auf das kalendarische Alter.

Machten früher Unfallopfer, insbesondere diejenigen mit Schädel-Hirn-Verletzungen, z. B. nach Motorradunfällen, die überwiegende Zahl von Organspendern aus, so sind diese heute in den Hintergrund getreten. Die meisten Spender sind heute nicht mehr an Unfallfolgen gestorben. Es handelt sich um Patienten nach spontanen Hirnblutungen und Infarkten (Schlaganfällen), aber auch mit sekundären Hirnschäden. Ein typisches Beispiel wäre ein Asthmapatient, der in einem schwersten Anfall (Status asthmaticus) wiederbelebt werden kann, mit stabilem Kreislauf und unter künstlicher Beatmung in die Klinik gebracht wurde und bei dem dann später der Hirntod als Folge mangelnder Sauerstoffversorgung des Gehirns festgestellt werden muß.

Wirkliche Ausschlußkriterien für Organspender gibt es nurmehr sehr wenige. Zuerst ist natürlich die Ablehnung durch die Angehörigen bzw. den Patienten selbst zu Lebzeiten zu nennen. Aus medizinischer Sicht wichtig sind die HIV-Infektion, Hepatitis-B-Infektionen und Krebserkrankungen mit Ausnahme einiger Hirntumoren. Auch eine Blutvergiftung (Sepsis) stellt natürlich einen Ausschlußgrund dar. Einige Laboruntersuchungen helfen bei der Einschätzung, ob z. B. eine Leber nach der Transplantation eine gute Funktion zeigen wird. Trotzdem ist die wichtigste Entscheidungshilfe die Begutachtung des Organs durch den Transplantationschirurgen bei der Organentnahme.

Die Organentnahme

Bis zur Organentnahme wird der hirntote Spender auf der Intensivstation überwacht und versorgt. Die Entnahme wird in der Regel in dem Krankenhaus durchgeführt, in dem der Patient gestorben ist, um unnötige

Belastungen durch eine Verlegung für die Angehörigen zu vermeiden. Die eigentliche Organentnahme erfolgt im Operationssaal unter den gleichen fürsorglichen Bedingungen wie jede andere Operation.

Ist der Verstorbene für eine Spende mehrerer Organe geeignet und liegt eine entsprechende Einwilligung vor, wird die Operation durch zwei Transplantationsteams erfolgen. Während Leber, Niere und ggf. Bauchspeicheldrüse von einem Team entnommen werden, das idealerweise aus der nächstgelegenen Transplantationsklinik kommt, werden Herz und ggf. die Lunge immer von einem Team entnommen, dessen Zentrum auch die Transplantation durchführen wird.

Der Ablauf dieser Operation ist standardisiert, um Verletzungen der jeweils anderen Organe bei der Präparation zu vermeiden. Zunächst werden der Bauch in einem Schnitt vom Brustbein zum Schambein und der Brustkorb durch das Brustbein eröffnet. Dann erfolgt das Freilegen der zu entnehmenden Organe und ihrer Gefäße. Danach werden die Vorbereitungen zur Perfusion getroffen. Um die Organe, die für mehrere Stunden ohne die Durchblutung, die sie normalerweise mit Sauerstoff versorgt, auskommen müssen, zu konservieren, werden sie mit einer Konservierungslösung, die zusätzlich gekühlt ist, gespült (Perfusion). Die Bauchorgane werden von der Bauchschlagader und der Pfortader aus perfundiert, das Herz gesondert vom oberen Teil der Hauptschlagader aus. Insgesamt beträgt die Perfusionsdauer etwa 10 Minuten. Durch die Zusammensetzung der Lösung kommt es zum Stillstand des Herzens. Zu diesem Zeitpunkt wird auch die künstliche Beatmung beendet.

Nach ausreichender gleichmäßiger Durchströmung und Kühlung der Organe kann nun die eigentliche Entnahme in der Reihenfolge Herz/Lunge, Leber, Bauchspeicheldrüse und Nieren erfolgen.

Danach müssen noch zusätzliche Gewebe wie Milz und Lymphknoten entnommen werden, die eine HLA-Typisierung (s. Kap. 8) ermöglichen. Im Anschluß an die Entnahme erfolgt der Wundverschluß und die Versorgung des Gestorbenen. Gleichzeitig werden die entnommenen Organe in einer Konservierungslösung steril verpackt und zur Kühlung auf Eis gelagert, so daß sie zur Transplantation in das entsprechende Zentrum transportiert werden können.

Ist der »technische« Vorgang der Organentnahme höchst standardisiert und beinahe Routine, so wird die Organspende immer etwas besonderes, ein Geschenk zur Rettung anderer Menschen bleiben. Ein entsprechend würdevoller Umgang mit dem Organspender ist eine absolute Selbstverständlichkeit. Der Vorgang der Organentnahme als solcher widerspricht in keiner Weise einem respektvollen Umgang mit dem Gestorbenen, denn immer sind es die beteiligten Menschen, die entscheidend dafür sind, ob sich in einer individuellen Situation ein Vorgang würdevoll oder würdelos gestaltet. Beides ist in jedem Fall möglich – mit oder ohne Organspende. Die Möglichkeit, im Kreise der Familie zu Hause zu sterben, besteht für diejenigen Menschen, die als Organspender in Betracht kommen, aufgrund ihres Schicksals in keinem Fall mehr, sie sind bereits auf der Intensivstation gestorben.

Die Pietät, die Würde und die Möglichkeit zum Abschiednehmen bleiben bei entsprechendem Verhalten der beteiligten Menschen, welches unbedingt vorauszusetzen ist, auf jeden Fall gewahrt.

4 Spende von Organen zu Lebzeiten

Die Mehrzahl der Organe, die zur Transplantation bestimmt sind, werden hirntoten Organspendern entnommen. Eine Ausnahme bildet die Knochenmarktransplantation, die stets auf lebende, gesunde Spender angewiesen ist.

Eine Lebendspende ist aber auch bei anderen Organen möglich. Voraussetzung ist natürlich, daß der Spender durch den Eingriff keinen Schaden nehmen darf. So können Menschen ohne gesundheitliche Nachteile mit einer Niere leben. Auch die Leber, die nach der Verkleinerung durch eine Operation wieder nachwächst, kommt unter Umständen für eine Lebendspende in Betracht.

In Deutschland spielt die Lebendspende derzeit eine untergeordnete Rolle. 1994 wurden etwa 4% der transplantierten Nieren lebenden Spendern entnommen, dies entsprach 78 Transplantationen. Andere Länder, wie Norwegen oder die USA, haben einen wesentlich höheren Anteil. Dort stammen etwa ein Drittel aller Spendernieren von Lebenden. Als Spender kommen hierzulande grundsätzlich nur Verwandte ersten Grades (Eltern, Kinder, Geschwister) in Frage. Darauf haben sich die Transplantationsmediziner in ihrem Kodex von 1986 festgelegt. Etwa ein Fünftel der Lebendspenden 1994 waren Organübertragungen von einem Elternteil auf ein Kind.

Niere

Da besonders Kinder durch die Dialysebehandlung in ihrer Entwicklung stark beeinträchtigt sind und der Leidensdruck in den betroffenen Familien sehr hoch ist, entscheiden sich Angehörige von dialysepflichtigen Kindern eher für eine Nierenspende als Angehörige erwachsener Dialysepatienten. Derzeit wird erwogen, wie in anderen Ländern auch, Ehe- oder Lebenspartner als Spender zu akzeptieren. Der Transplantationskodex sieht eine solche Ausnahme nach »sehr sorgfältigen Abwägungen« vor. Die Transplantationszentren München, Hannover und Freiburg haben nach eingehender medizinischer und psychologischer Prüfung bereits Lebendspenden unter Ehepartnern durchgeführt.

Die Zurückhaltung der deutschen Ärzte bei der Lebendspende liegt vor allem daran, daß die Operation des Spenders kein Heileingriff ist, sondern einem gesunden Menschen ein funktionstüchtiges Organ entnommen wird, ohne daß er davon unmittelbaren Nutzen hat. Auf Spendern, Empfängern und Pflegepersonal lastet somit ein besonderer Erfolgsdruck.

Die meisten Transplantationszentren in Deutschland nehmen Verwandtentransplantationen vor. Als Spender kommen hier natürlich nur gesunde Verwandte in Frage. Bevor der Eingriff durchgeführt wird, muß sich der potentielle Spender eingehenden medizinischen Untersuchungen unterziehen. Dazu gehören vor allem Funktionstests der Nieren (seitengetrennte Nierenszintigraphie), um sicher zu sein, daß beide Nieren gleich gut arbeiten, und eine Kontrastmitteldarstellung der Nierengefäße, um sie in der Operation sicher auffinden zu können.

Voraussetzung ist natürlich auch die Übereinstimmung der Blutgruppen. Auch die Gewebeverträglichkeit der HLA-Merkmale (s. Kap. 9) spielt eine Rolle. Hier ist allerdings eine geringere Übereinstimmung erforderlich als bei der Transplantation von hirntoten Spendern. Oft passen nur die Hälfte der HLA-Merkmale. Trotzdem sind die Ergebnisse der Transplantationen nach Lebendspende mindestens ebenso gut, wenn nicht sogar besser. Eine amerikanische Studie hat gezeigt, daß nach 3 Jahren noch 85 bis 90 % der lebendgespendeten Nieren funktionieren. Bei den Nieren von Gestorbenen waren es in dieser Studie nur 75 bis 80 %. Vielleicht spielen die besonders günstigen Bedingungen der Lebendspende wie die geplante Operation, die kurze Durchblutungsunterbrechung des entnommenen Organs oder noch unbestimmte immunologische Faktoren eine Rolle.

Zur Operation werden Spender und Empfänger gemeinsam einbestellt und noch einmal untersucht. Sie dürfen nicht an Erkältungen oder ähnlichem erkrankt sein.

Die Entnahme der Niere erfolgt über einen seitlichen Querschnitt unterhalb des Rippenbogens, von dort kann die Niere freigelegt und nach sorgfältiger Unterbindung der Gefäße und des Harnleiters entnommen werden. Anschließend wird die Niere außerhalb des Körpers mit kalter Konservierungslösung gespült (Perfusion) und steril verpackt auf Eis gelagert. Die Implantation beim Empfänger erfolgt wie bei der normalen Nierentransplantation.

Das medizinische Risiko für den Spender wird als gering eingestuft. Statistiken geben das Risiko, an einer Nierenentnahme zu sterben, mit 3 zu 10 000 an. Allerdings kann es zu operationsbedingten Komplikationen wie Blutungen, Infektionen oder Wundschmerzen kommen. Viele Lebendspender entwickeln einen leichten Bluthochdruck, der sich in der Regel gut mit Medikamenten behandeln läßt, und scheiden vermehrt Eiweiß über die Niere aus. Schwieriger zu beurteilen sind die psychologischen Folgen der Lebendspende. Experten sind sich einig, daß auch die Spender nicht nur medizinisch, sondern auch psychologisch betreut werden sollten.

Leber

Lebendspenden von Lebersegmenten von Eltern an ihr Kind werden derzeit vor allem in Hamburg durchgeführt, 1994 elfmal. Vorteile der Lebendspende von Lebersegmenten sind:

- Die Transplantation kann zu einem geplanten Zeitpunkt stattfinden.
- Der enorme psychische Druck und die Sorgen der Familie können auf ein bestimmtes Ereignis hingeleitet werden.
- Die Warteliste für andere Patienten wird entlastet.
- Die Funktionsfähigkeit des Tranplantats ist gesichert.
- Meist ist weniger Immunsuppression notwendig bei geringerer Gefahr der Abstoßung und besserer Funktion des Organs.
- Schließlich lassen sich auf diese Weise durch den unkomplizierteren Verlauf auch Kosten sparen.

Auch bei der Leberspende muß natürlich der Spender vorher gründlich medizinisch untersucht werden. Steht fest, daß er für eine Spende geeignet ist, werden Spender und Empfänger gemeinsam einbestellt. Die Entnahme der Lebersegmente erfolgt über einen Schnitt quer über der Oberbauch. Entnommen wird der Teil der Leber, der links außen liegt. Er wird anhand der anatomischen Grenzen entfernt und anschließend ebenso wie ein verkleinertes Organ hirntoter erwachsener Spender dem Kind übertragen. Auch bei dieser Operation geht der

Spender das normale Operationsrisiko von Infektionen und Blutungen sowie das mit Leberoperationen verbundene Risiko wie z.B. die Entstehung von Leckagen im Gallesystem ein. Die Sterblichkeit bei dem Eingriff beträgt für den Spender weniger als 1%. Nach den Hamburger Erfahrungen überlebten bei geplanter Operation alle Kinder, erfolgte die Operation sehr spät und sehr dringlich, so überlebten knapp 60%. Die Lebersegmentspende kann also als Alternative zur Transplantation von Lebersegmenten erwachsener, hirntoter Spender angesehen werden.

Juristische Aspekte der Lebendspende

Unter keinen Umständen, also auch nicht bei Einwilligung des Spenders, ist eine Organspende zulässig, die den Tod des Spenders zur Folge hätte. Dies wäre eine strafbare Tötung auf Verlangen.

Wie bei jedem anderen Eingriff auch, so muß der Spender einer Lebendspende in die Organentnahme einwilligen. Ohne wirksame Einwilligung macht sich der Arzt wegen Körperverletzung strafbar. Jede Einwilligung in eine ärztliche Behandlung setzt die Aufklärung des Patienten voraus; ihm muß zumindest so viel an Information gegeben werden, daß er Wesen, Bedeutung und Tragweite des Eingriffs in seinen Grundzügen erkennen kann. Weil es sich bei einer Lebendspende aber um eine Operation handelt, die für den Spender keinen Heileingriff darstellt, sondern ihm, jedenfalls körperlich, nur schadet bzw. ihn gefährdet, muß er anders als ein Patient bei einem Heileingriff bis in alle Einzelheiten aufgeklärt werden, also auch über ganz fern liegende Risiken, die sowohl mit der Operation wie auch mit dem Weiterleben, z.B. mit nur einer Niere verbunden sein können. Erst dann kann er in der Lage sein, die geforderte informierte Einwilligung in die Operation zu erteilen.

Die Einwilligung in die Organentnahme muß außerdem freiwillig erteilt werden, d.h. daß sie autonom, ohne jeden Zwang und in Kenntnis aller möglichen oder tatsächlichen Nachteile erfolgen muß. Als nichtfreiwillig wird z.B. die Einwilligung von Strafgefangenen in eine Lebendspende angesehen; eine weitgehende Beschränkung der äußeren Freiheit mache es unmöglich, sich in einer so folgenreichen Frage frei zu entscheiden. Zweifelhaft ist die Entscheidung für eine Lebendspende, wenn der Spender durch finanzielle oder andere Vergünstigungen, also möglicherweise durch die Ausnutzung einer Notlage, dazu veranlaßt wird.

In Deutschland werden Lebendspenden fast nur unter Verwandten durchgeführt. Zu einer solchen Beschränkung haben sich die Transplantationszentren 1987 freiwillig entschlossen, um auszuschließen, daß finanzielle oder andere materielle oder immaterielle Vorteile bei der Spende eine Rolle spielen. Niemand soll in die Lage gebracht werden, aus einer Notlage heraus seine Niere oder Teile seiner Leber oder Bauchspeicheldrüse zu verkaufen. Und niemand soll sich auch, ohne daß Vorteile gleich welcher Art eine Rolle spielen müssen, verpflichtet fühlen, ein für sein Überleben nicht erforderliches Organ abzugeben. Ein weiterer Grund für diese Beschränkung war, daß ein Handel mit Organen verhindert werden sollte, der nach geltendem Recht praktisch nicht bestraft werden kann.

Allerdings kann auch innerhalb der Familie oder unter Personen, die sich sonst nahe stehen, eine Einwilligung in eine Organentnahme in diesem Sinne unfreiwillig sein. Jedoch wird es zu Recht als unzumutbar angesehen, Familienmitgliedern – und dies wird in der Mehrzahl der Fälle Eltern betreffen, die ein krankes Kind haben – aus

grundsätzlichen Überlegungen die Möglichkeit zu verwehren, einem Verwandten ein Organ zu spenden. Die
Leiden eines Angehörigen mitzuerleben, ohne die mögliche und gewollte Hilfe leisten zu können, kann eine die
körperlichen Risiken übersteigende, psychische Belastung bedeuten. Deshalb wurden und werden Lebendspenden unter Verwandten durchgeführt, zumal vor 10
Jahren davon ausgegangen werden konnte, daß sie medizinisch zu besseren Ergebnissen führten als Lebendspenden unter Nichtverwandten. Auch unter Nichtverwandten soll nach dem Transplantationskodex in Ausnahme-
fällen eine Lebendspende durchgeführt werden dürfen,
wenn andernfalls von einer vergleichbaren psychischen
Belastung für den Spender auszugehen ist. In der jüngsten
Diskussion wird die Tendenz, die Lebendspende restrik-
tiv zu handhaben, in Frage gestellt. Es verletze das Selbstbestimmungsrecht des einzelnen, so heißt es, ihm die
Möglichkeit der Lebendspende zu verwehren. Der Staat
müsse auch eine autonome Entscheidung respektieren,
sich im Interesse eines Dritten selbst zu schädigen. Die
autonome Entscheidung des einzelnen über seinen Körper soll danach Vorrang haben vor dem ärztlichen
Grundsatz, niemandem Schaden zuzufügen, zumal die
Entscheidung, ein Organ für einen Kranken zu spenden,
als sittlich hochstehend zu bewerten ist. Ob ein potentieller Spender sich freiwillig zur Spende entschieden habe
oder nicht, könne mit Hilfe eines Testverfahrens heraus-
gefunden werden.

Während der von Bündnis 90/Die Grünen vorgeleg-
te Gesetzentwurf die seit Jahren in Deutschland geübten
Beschränkungen beibehalten und die Lebendspende auf
Verwandte des ersten und zweiten Grades begrenzen will,
um die Lebendspende einer möglichen Kommerzialisierung zu entziehen, ist der vorliegende Gesetzentwurf der
Bundesregierung dieser Position insofern entgegenge-

kommen, als der Kreis der Spendeberechtigten erweitert werden soll auf Ehegatten, Verlobte sowie auf Personen, die dem Spender »in besonderer persönlicher und sittlicher Verbundenheit offenkundig nahestehen«. Spender und Empfänger sollen sich aber der Begutachtung durch eine Kommission unterziehen müssen, um, soweit das möglich ist, auszuschließen, daß die Einwilligung in die Organspende nicht freiwillig erfolgt ist oder daß die Spendenbereitschaft auf einem Organhandel beruht.

Minderjährige sowie nichteinwilligungsfähige Personen sollen nach dem Entwurf der Bundesregierung keine Organe und kein Gewebe spenden dürfen; davon ausgenommen ist die Knochenmarkspende, die, ebenso wie Blutspenden, insgesamt nicht unter den Anwendungsbereich des Transplantationsgesetzes fallen wird.

5 Rechtliche Voraussetzungen und internationaler Vergleich

Einleitung

In bezug auf Transplantationen ist in stärkerem Umfang als bei anderen Heilverfahren auch das Recht beteiligt, denn hier geht es nicht nur um die üblichen Rechtsfragen, die vor jeder ärztlichen Behandlung abzuklären sind:

Ist der Patient aufgeklärt über den Heileingriff und liegt eine wirksame Einwilligung vor ?

Die nach Aufklärung erteilte Einwilligung des Spenders ist auch bei Organspenden erforderlich. Darüber hinaus ist die Situation aber insofern eine besondere, als das Heilmittel für den Kranken von einem anderen Menschen kommt. Dies ist nichts Außergewöhnliches, Blutspenden etwa sind seit langem selbstverständlich, und seit einigen Jahren spenden Gesunde auch Knochenmark für Leukämiekranke. Während aber der Blut- oder Knochenmarkspender ebenso wie der, der als Lebender eine Niere spendet, selbst in den Eingriff in seinen Körper einwilligen muß, haben sich Verstorbene, deren Organe für eine Transplantation entnommen werden, nur selten zu Lebzeiten ausdrücklich mit einer Organentnahme nach ihrem Tod einverstanden erklärt. Hier stellt sich also die Frage, wer in solchen Fällen über die Verwendung der Organe eines Toten entscheiden darf. Ein weiteres Problem ist die Todesgrenze: Die meisten Organentnahmen (Ausnahme Hornhaut und Knochen) von einem Gestorbenen setzen voraus, daß der sogenannte Hirntod eingetreten ist und daß Herz und Kreislauftätigkeit bis zur Organentnahme künstlich aufrechterhalten werden. Der Hirntod, d.h. der vollständige und unwiderrufliche Ausfall des gesamten Gehirns, ist in Medizin, Theologie und Rechtswissenschaft anerkannt als der Zeitpunkt, ab dem ein Mensch tot ist. Für viele ist er jedoch nur schwer und sogar überhaupt nicht zu akzeptieren, da er dem herkömmlichen Todesverständnis vom Stillstand des Herzens und des Kreislaufs nicht entspricht und auch sinnlich nicht wahrgenommen werden kann.

Fragen wirft aber auch die sogenannte Lebendspende auf:

▪ Ist die Entscheidung zu einer Selbstverstümmelung im Interesse eines anderen Menschen die Angelegenheit allein des Spenders, oder darf der Staat hier Einschränkungen vornehmen?
▪ Darf jeder an jeden ein Organ spenden, und darf er es gar verkaufen?

In der Bundesrepublik Deutschland sind diese Fragen nicht speziell geregelt. Bisher gibt es, anders als in den meisten europäischen Staaten, noch kein Transplantationsgesetz. Transplantationen finden damit aber nicht in einem »rechtsfreien Raum« statt, sondern die Voraussetzungen, unter denen Organentnahmen vom toten und vom lebenden Spender zulässig sind, werden aus allgemeinen Rechtsgrundsätzen wie u.a. dem den Tod überdauernden Persönlichkeitsrecht abgeleitet. Eine Rechtsverordnung der DDR, die die sogenannte Leichenspende regelte, wird seit dem Beitritt der DDR zur Bundesrepublik in den 5 neuen Bundesländern nicht mehr angewendet.

Organentnahme vom toten Spender

Einwilligung oder Widerspruch?

Eine zentrale, seit vielen Jahren diskutierte Frage bei der Organentnahme von Gestorbenen ist die, wer über den toten Körper verfügen, wer die Zustimmung zur Organentnahme erteilen oder verweigern darf bzw. ob überhaupt eine solche Zustimmung erforderlich ist.

Vor allem zwei Wege stehen zur Diskussion: die Widerspruchs- und die erweiterte Einwilligungs- oder Zustimmungslösung.

Widerspruchslösung

Nach dem Modell der Widerspruchslösung dürfen Organe eines Gestorbenen immer dann entnommen werden, wenn der Spender sich nicht zu Lebzeiten gegen einen solchen Eingriff ausgesprochen hat. Das Fehlen eines Widerspruchs gegen eine Explantation wird im Ergebnis also wie eine Einwilligung behandelt. Die Begründung dieser Lösung, daß Schweigen Zustimmung sei, wird darin gesehen, das derjenige, der zu Lebzeiten nicht widersprochen hat, kein wirkliches Interesse an der Unversehrtheit seines Leichnams habe. Angesichts der großen Bedeutung der Transplantationsmedizin könne dem einzelnen zugemutet werden, seinen Widerspruch zu erklären, wenn er eine Organentnahme nach seinem Tod verhindern wolle.

46

Zustimmungslösung

Nach dem Modell der erweiterten Einwilligungs- oder Zustimmungslösung sind Organentnahmen von Gestorbenen nur dann zulässig, wenn eine ausdrückliche Zustimmung dazu erteilt ist. In erster Linie ist der Spender selbst befugt, die Einwilligung zu erteilen. In den meisten Fällen, in denen ein Gestorbener als Organspender in Betracht kommt, liegt eine Willenserklärung über eine Organentnahme nach dem Tode aber nicht vor. In dieser Situation sind die nächsten Angehörigen als Totensorgeberechtigte ermächtigt, für den Verstorbenen die Zustimmung zu der geplanten Organentnahme zu erteilen. Sie haben aber kein Recht, anders als der Gestorbene zu entscheiden, so daß ein Widerspruch der Angehörigen nicht bindend ist, wenn der mögliche Spender selbst sich zu Lebzeiten mit einer Organspende einverstanden erklärt hat. Umgekehrt können sie nicht wirksam einwilligen, wenn der Spender zu Lebzeiten widersprochen hat. Eine erweiterte Zustimmungslösung bedeutet also, daß der Gestorbene selbst oder für ihn seine nächsten Angehörigen in eine Organentnahme – dazu zählen auch Augenhornhaut und Gehörknöchelchen – einwilligen müssen. Eine Organentnahme ohne Einwilligung ist danach unzulässig. Die erweiterte Zustimmungslösung entspricht den schon erwähnten allgemeinen Rechtsgrundsätzen, die solange maßgeblich für die rechtliche Beurteilung von Transplantationen sind, wie es kein spezielles Transplantationsgesetz gibt.

Entwicklung der Gesetzgebung

Über die Frage, welches der richtige Weg ist, den Interessen des Spenders einerseits und der Empfänger andererseits am besten gerecht zu werden, wird seit langem gestritten. Ende der 70er Jahre lagen dem deutschen Bundestag zwei Entwürfe für ein Transplantationsgesetz zur Beratung vor, von denen derjenige der Bundesregierung auf der Widerspruchs- und der des Bundesrates auf der erweiterten Zustimmungslösung beruhte. Der Widerspruch bzw. die Einwilligung des möglichen Spenders sollte nach beiden Entwürfen in den Personalausweis eingetragen werden, um den Willen des Spenders zweifelsfrei feststellen zu können. Keine der beiden Vorlagen konnte sich bei den Beratungen im Bundestag durchsetzen. Vor allem die Widerspruchslösung führte zu heftigen Auseinandersetzungen. Ihren Vertretern wurde vorgeworfen, sie wollten eine »Teilsozialisierung« von Leichen. Schweigen könne nicht in Zustimmung umgedeutet werden, dies sei ein Verstoß gegen das Selbstbestimmungsrecht, das sich auch auf die Behandlung des Leichnams erstrecke. Nur eine ausdrückliche Zustimmung könne die Verletzung der Integrität des Leichnams rechtfertigen.

Demgegenüber verweisen die Befürworter der Widerspruchslösung bis heute darauf, daß es für die Angehörigen eine unzumutbare Belastung sei, unmittelbar nach der Benachrichtigung über den Tod eines ihnen nahestehenden Menschen eine Entscheidung über eine Organentnahme zu treffen. Außerdem entspreche dieses Modell dem Selbstbestimmungsrecht des einzelnen am besten. Wenn sichergestellt sei, daß jeder Erwachsene über die Möglichkeit der Organspende und das Recht, sie für sich abzulehnen, informiert sei, dann müsse Schweigen als Zustimmung gewertet werden und die postmortale Organentnahme sei folglich zulässig. Dabei wird verkannt, daß sich das Selbstbestimmungsargument ebenso gut verwenden läßt zugunsten einer »engen« Zustimmungslösung, die nur die Einwilligung des Spenders selbst und nicht seiner Angehörigen gelten lassen will:

Denn hat der Spender zu Lebzeiten in die Organentnahme eingewilligt, dann bietet das eine mindestens ebenso
sichere, wenn nicht größere Gewähr dafür, daß eine Organspende tatsächlich von ihm gewollt war, als wenn er
lediglich nicht widersprochen hat. Aufgrund dieser Auseinandersetzungen kam es im Bundestag zu keiner Eini-
gung. Mit Ablauf der Legislaturperiode verfielen die Entwürfe und wurden nicht wieder eingebracht.

Aktueller Stand der Gesetzgebung

Mitte der 80er Jahre wurde erneut die Forderung
nach einer gesetzlichen Regelung der Transplantation er-
hoben. Befürchtungen in der Öffentlichkeit, daß die verbesserten Möglichkeiten der Lebendspende unter Nichtverwandten zu einer Kommerzialisierung führen könnten, Berichte über einen Organhandel in der dritten Welt,
Zweifel am Hirntodkonzept sowie insgesamt die Unklar-
heit über die Voraussetzungen für Organentnahmen zeigten, daß auf dem Gebiet der Transplantationsmedizin
keine ausreichende Rechtssicherheit gegeben war. Das
führte zu einem Rückgang an Organspenden. Zusätzlich
entstand durch die Wiedervereinigung Handlungsbedarf:
Seit 1975 galt in der früheren DDR eine Rechtsverordnung, die Organentnahmen von Gestorbenen auf der
Grundlage der Widerspruchslösung zuließ. Ob diese Ver-
ordnung nach dem Einigungsvertrag als Landesrecht in
den neuen Bundesländern weiter gilt oder nicht, war und
ist umstritten. Auch wenn sie dort nicht mehr angewendet wird, sondern – wie in den alten Bundesländern –
nach der erweiterten Zustimmungslösung verfahren
wird, ist es nicht akzeptabel, daß zumindest theoretisch
eine unterschiedliche Rechtslage in den alten und neuen
Bundesländern besteht.

Nachdem Hessen und Bremen einen gemeinsamen Entwurf der Bundesländer ausgearbeitet hatten, legte auch die Bundesregierung ab 1995 Entwürfe für ein Transplantationsgesetz vor. Noch in dieser Legislaturperiode soll es zur Verabschiedung eines Transplantationsgesetzes kommen. Im Mittelpunkt der Diskussion steht neben der Frage, ob der Hirntod als Tod des Menschen anzusehen ist, wie schon vor 20 Jahren vor allem die, unter welchen Voraussetzungen eine Organentnahme von einem Toten zulässig sein kann.

Als sicher angesehen werden kann, daß es nicht zu einer Widerspruchslösung kommen wird. In Rheinland-Pfalz mußte 1994 aufgrund massiver öffentlicher Proteste ein bereits verabschiedetes Transplantationsgesetz zurückgezogen werden, das im wesentlichen von der Widerspruchslösung ausgegangen war. Einen Ausweg aus der alten fortbestehenden Kontroverse um Einwilligungs- und Widerspruchslösung sollte die sogenannte Informationslösung bieten. Nach diesem Modell, das u.a. einen Entwurf der Bundesländer sowie den ersten Gesetzesvorlagen der Bundesregierung aus den 90er Jahren zugrundelag, müssen die Angehörigen bei fehlender ausdrücklicher Willenserklärung des Toten immer über eine geplante Organentnahme informiert werden, ohne daß ihnen eine ausdrückliche Zustimmung abverlangt werden sollte. Sinn einer solchen Regelung ist, den Angehörigen die Gelegenheit zur Zustimmung oder auch Widerspruch zu geben, ihnen aber zu ersparen, eine Entscheidung treffen zu müssen, wenn sie sich dafür nicht imstande stehen. Sie sollen entlastet und nicht unter Entscheidungszwang gestellt werden, wenn sie nicht wissen, was der Verstorbene gewollt hätte.

Die Informationslösung hat sich aber entgegen dem ersten Anschein jedenfalls in dieser Form nicht durchsetzen können. Inzwischen geht der Entwurf der Bundesregierung von einer »vereinbarten Informationslösung« aus, die der erweiterten Zustimmungslösung sehr nahe kommt. Verlangt wird danach, wie bisher, die ausdrückliche Zustimmung entweder des Gestorbenen selbst oder, wenn weder eine Einwilligung noch ein Widerspruch des möglichen Spenders bekannt sind, seines nächsten Angehörigen in eine Organentnahme. Der Angehörige soll aber mit dem Arzt vereinbaren können, daß eine Zustimmung als erteilt gilt, wenn er innerhalb einer bestimmten, mit dem Arzt vereinbarten Erklärungsfrist der Entnahme nicht widersprochen hat. Der Kreis der Entscheidungsbefugten »nächsten Angehörigen« wird gesetzlich festgelegt werden; es ist davon auszugehen, daß dies – in dieser Reihenfolge – der Ehegatte, die volljährigen Kinder, Eltern bzw. sonstige Sorgeberechtigte, volljährige Geschwister und Verlobte sein werden. Da die Angehörigen im Sinne des möglichen Spenders entscheiden, also seinen mutmaßlichen Willen zur Geltung bringen sollen, ist die geplante Regelung sinnvoll, nach der in den Kreis der Entscheidungsberechtigten einzubeziehen ist, wer dem Toten so nahegestanden hat, daß er seinen mutmaßlichen Willen kennt: Neben den nächsten Angehörigen soll derjenige treten, der dem möglichen Organspender offenkundig nahegestanden hat. Außerdem kann jeder potentielle Spender zu Lebzeiten ausdrücklich eine (beliebige) Person bestimmen, die im Falle des Todes über die Organentnahme entscheiden soll.

Die Ärzte, die Organe entnehmen wollen, müssen freilich nicht alle Angehörigen befragen, sondern es ist ausreichend, wenn der jeweils »Ranghöchste« angesprochen wird; allerdings soll der Widerspruch eines jeden »nächsten Angehörigen« bindend sein, also eine Organentnahme verhindern (sofern nicht die Zustimmung des Spenders selbst vorliegt). Gibt es niemanden, der für den möglichen Organspender über die geplante Explantation zu entscheiden befugt ist, soll nach dem Entwurf der Bundesregierung eine Organentnahme unzulässig sein.

Im Unterschied zu diesem Entwurf sieht eine Vorlage von Bündnis 90/Die Grünen vor, daß eine Organentnahme vom hirntoten Spender nur mit dessen zu Lebzeiten erteilter Einwilligung zulässig ist. Die Einwilligung soll schriftlich auf einem amtlichen Organspenderausweis erklärt und eigenhändig unterschrieben sein müssen. Die Angehörigen müssen nach diesem Entwurf über die geplante Organentnahme informiert werden, sie sollen jedoch nicht das Recht haben, für den Toten in eine Organentnahme einzuwilligen. Die Zustimmung zur Organentnahme soll ein möglicher Spender auch nicht auf andere Personen übertragen können.

Die stellvertretende Beteiligung der Angehörigen, wie sie seit vielen Jahren üblich und im Entwurf der Bundesregierung vorgesehen ist, verdient sicher den Vorzug. Obwohl die Bevölkerung zum großen Teil über die Möglichkeit der Organspende informiert ist, liegt nur in etwa 5 % der Organentnahmen eine Willenserklärung des Spenders vor. Das zeigt, daß viele Menschen, aus welchen Gründen auch immer, eine solche Entscheidung für sich selbst nicht treffen wollen, sondern sie ihren Angehörigen überlassen. Der Gesetzgeber sollte dies nicht verhindern wollen, sondern die gewissermaßen stillschweigende, selbstverständlich auch die ausdrückliche Übertragung der Entscheidung auf Angehörige oder eine andere nahestehende Person zulassen.

Entnahmevoraussetzungen in europäischen Transplantationsgesetzen

Anders als in der Bundesrepublik ist im europäischen Ausland das Recht der Transplantation ganz überwiegend ausdrücklich geregelt, z.T. in selbständigen Transplantationsgesetzen, z.T. im Rahmen anderer Gesetze. So z.B. in Österreich im Krankenanstaltengesetz und in den Niederlanden im Gesetz über Leichenbestattung. Fast alle Vorschriften beziehen sich sowohl auf die Organentnahme vom toten wie vom lebenden Spender. Österreich hat dagegen nur die Voraussetzungen der Leichenspende geregelt, ebenso ist derzeit die Situation in den Niederlanden, wo die Verabschiedung eines speziellen Transplantationsgesetzes allerdings noch bevorsteht. Viele europäische Transplantationsgesetze gehen im Grundsatz von der Widerspruchslösung aus, so etwa Österreich, Belgien, Frankreich, Luxemburg, Spanien, Portugal und 15 Kantone der Schweiz. Organentnahmen sind danach also erlaubt, wenn der Gestorbene nicht widersprochen hat. Unterschiedlich geregelt ist der Personenkreis, der von diesen Gesetzen betroffen ist. So gilt z.B. in manchen Ländern diese Regelung nur für die eigenen Staatsangehörigen oder für die eigenen Staatsangehörigen, die ihren Wohnsitz in dem betreffenden Land haben (Belgien), in anderen werden sie auf alle Personen angewendet, die sich in dem betreffenden Land aufhalten (z.B. Österreich) bzw. die dort ansässig sind (Portugal). Eine erweiterte Zustimmungslösung der Art, wie sie in der Bundesrepublik als geltendes Recht angesehen und ausgeübt wird, liegt den Transplantationsregelungen von Finnland, Großbritannien, Dänemark, Schweden und von 4 Kantonen der Schweiz zugrunde. Ebenso wird der Sache nach in Griechenland verfahren, das die ursprünglich bestehende Widerspruchslösung zur Zeit außer Kraft gesetzt hat. Schweden, das zunächst eher ein der Widerspruchslösung zuneigendes Modell hatte, hat 1987 das Gesetz zugunsten der erweiterten Zustimmungslösung geändert.

Auch diejenigen Länder, die sich im Interesse der Rettung von Menschenleben dem Wortlaut nach zu einer Widerspruchslösung bekennen, vermeiden es zumindest in der Praxis offenbar alle, entgegen dem auch nur zu vermutenden wirklichen Willen des möglichen Spenders oder entgegen dem Wunsch von Angehörigen zu handeln. Eine Information der Angehörigen vor Entnahme ist zum Teil vorgeschrieben – und sei es nur, um ihnen die Gelegenheit zu geben, den Willen des Spenders auszudrücken (z.B. Belgien) – zum Teil wird sie freiwillig praktiziert. Interessant ist insoweit vor allem das Vorgehen in Österreich. Nach österreichischem Recht sind Ärzte nicht verpflichtet, Nachforschungen über den Willen des Toten anzustellen, so daß strenggenommen nur dessen unmißverständlicher, nach außen zum Ausdruck gebrachter Wille einer Organentnahme entgegenstehen muß. Üblich ist es jedoch auch hier, die Angehörigen von dem geplanten Eingriff zu informieren. Auch in Spanien ist die Widerspruchslösung in der Praxis dadurch eingeschränkt, daß Ärzte, wohl in Übereinstimmung mit der Bevölkerung, eine Organentnahme ohne Genehmigung der Familie ablehnen, sofern nicht die ausdrückliche Zustimmung des Gestorbenen vorliegt.

Insgesamt ist festzustellen, daß Widerspruchslösungen praktisch nicht in »Reinform« angewendet werden, sondern daß auch in Ländern, die sich im Grundsatz zu diesem Modell bekennen, Angehörige in mehr oder minder weitem Umfang in die Entscheidung über eine Organentnahme einbezogen werden.

6 Ethische Fragen

Religion und Organtransplantation

Im Zuge der rasanten Entwicklung in der Transplantationsmedizin stellten sich völlig neue Fragen. An dem Versuch, sie zu beantworten, waren auch die christlichen Kirchen und Vertreter anderer Religionen maßgeblich beteiligt, da auch Fragen der Ethik beantwortet werden mußten.

Fragen wie »Wann ist ein Mensch tot?« oder »Ist es erlaubt, die Organe toter oder lebender Spender anderen Menschen einzupflanzen?« können nicht ausschließlich von ärztlich-wissenschaftlicher Seite betrachtet werden. Auch bei Problemen wie der etwaigen Störung der Totenruhe durch die Entnahme von Organen oder der Unversehrtheit des Leibes als Voraussetzung der leiblichen Auferstehung ist die Mitarbeit der Religionsgemeinschaften von außerordentlicher Bedeutung. Gerade ein Fachbereich wie die Transplantationsmedizin ist auf eine breite Akzeptanz der gesellschaftlichen Gruppen angewiesen. Deshalb ist es notwendig, daß diese Fragen in der Öffentlichkeit diskutiert werden und die Bevölkerung mit einbeziehen.

Die großen christlichen Kirchen äußerten bereits in den 80er Jahren in verschiedenen Erklärungen Zustimmung zum Konzept des Hirntodes und zur Organtransplantation. So verabschiedeten die Synode der Evangelischen Kirche Deutschlands und die Katholische Deutsche Bischofskonferenz 1989 die gemeinsame Erklärung »Gott ist ein Freund des Lebens«. Darin heißt es:

> »Grundsätzlich anzuerkennen ist die Absicht, durch Organspende und Organverpflanzung leidenden und lebensbedrohten Mitmenschen zu helfen. Deshalb haben bereits bisher kirchliche Äußerungen zur Organspende nach dem Tod ermuntert. Die Kirchen wollen auch weiterhin die Bereitschaft zur Organspende wecken und stärken. Die Organspende kann eine Tat der Nächstenliebe über den Tod hinaus sein.«

Von besonderer Bedeutung ist in diesem Zusammenhang, daß in allen kirchlichen Äußerungen die Organspende zwar als Akt der Nächstenliebe herausgestellt, aber immer verdeutlicht wird, daß es sich dabei nicht um eine Christenpflicht handelt, sondern »um einen Schenkungsakt aus freien Stücken« (päpstliche Charta der im Gesundheitswesen tätigen Personen, 1995).

Die spanische Bischofskonferenz stellt die Freiwilligkeit dieser Entscheidung heraus und sah es bereits 1984 als ihre Aufgabe an, Ängste der Menschen vor der Organspende zu zerstreuen. Um dem Nachdruck zu verleihen, erklärten die Bischöfe:

> »Es (Organspende) ist der sichtbare Beweis, daß der menschliche Körper sterben, daß aber die Liebe, die sie hält, niemals sterben kann. Und da wir wünschen, daß diese Worte nicht nur einfache Worte bleiben, erklären die Unterzeichneten ihren Willen, nach dem Tode, soweit dies möglich ist, Spender

von allen Körperteilen zu werden, die für egal welchen unserer Brüder nützlich sein könnten«.

Diese Unterstützung durch die Kirche bedeutet jedoch keine kritiklose Zustimmung, denn:

»Das Verlangen nach einer Verlängerung des Lebens mit Hilfe einer Organverpflanzung kann auch dadurch hervorgerufen werden, daß man sich weigert, die Endlichkeit des Lebens hinzunehmen.« (»Gott ist ein Freund des Lebens«).

An die behandelnden Ärzte erfolgt, in der Ansprache des Papstes zu einem Kongreß von Transplantationsmedizinern, die Mahnung: »Der Schweregrad der Operation, die Notwendigkeit, schnell zu handeln und sich auf die Aufgabe konzentrieren zu müssen, darf nicht dazu führen, daß der Arzt die Achtung für das Mysterium der Liebe verliert, das sich in dem befindet, was er tut«.

Von der Kirche streng verurteilt wird natürlich jegliche Kommerzialisierung der Organtransplantation und ein Handeln mit Organen: Die Lebendspende wird nur unter der Bedingung als erlaubt betrachtet, daß sie freiwillig erfolgt und keine schwerwiegende bzw. nicht wieder gut zu machende Beeinträchtigung des Spenders erfolgt.

Von seiten nicht offizieller Kirchenvertreter (aber auch einiger Ärzte) wurde in der sog. Berliner Erklärung Kritik am Hirntodkonzept geäußert. Außerdem war hier gefordert worden, daß in Zukunft ausschließlich der Verstorbene selbst zu Lebzeiten in die Organspende einwilligen dürfe. Demgegenüber hält die Kirche am Hirntod als Todeskriterium fest (päpstliche Charta der im Gesundheitsdienst tätigen Personen) und erlaubt ausdrücklich eine Einwilligung der nächsten Verwandten.

Im Islam wird als Zeitpunkt des Todes der Moment bezeichnet, an dem die Seele den Körper verläßt. Dieser Zeitpunkt ist mit medizinischen Methoden nicht faßbar. Deshalb hat ein islamischer Gutachterrat 1986 in Amman verbindlich (in einer Fatwa) festgelegt, daß ein Mensch tot sei, wenn drei Ärzte den irreversiblen Stillstand von Herz und Atmung oder aber den Hirntod festgestellt hätten. Organspende und Transplantation sind grundsätzlich erlaubt, allerdings sollte die Organentnahme möglichst schnell nach Feststellung des Hirntodes erfolgen, da eine längere Zeit zwischen Eintritt des Todes und Bestattung nicht mit der Würde des Toten vereinbar ist. Schiitischen Moslems ist die Organspende nur erlaubt, wenn der Empfänger selbst ein Moslem ist, bei den Sunniten spielt die Religion des Empfängers keine Rolle (Nadim Elyas, Vorsitzender des Zentralrates der Moslems in Deutschland).

Während ultraorthodoxe Juden sogar Bluttransfusionen ablehnen, fand das Oberrabbinat 1986 in Jerusalem in Zusammenarbeit von Rabbinern und Ärzten, die in den Gesetzeslehren (Halachah) versiert waren, zu Grundsätzen, unter denen Transplantationen auch Juden erlaubt sind. Sie stützten sich dabei auf Präzedenzfälle, in denen amerikanische Rabbiner Organentnahmen zum Zwecke der Transplantation ermöglicht hatten. Nach dem jüdischen Gesetz gilt der Tod als eingetreten, wenn die Atmung irreversibel ausgesetzt hat. Wenn nun gefordert wird, daß ein potentieller Organspender über längere Zeit keine Atembewegungen zeigen darf, macht dies eine Organspende unmöglich. Die Expertenkommission des Oberrabbinates war der Ansicht, daß die Feststellung des Hirntodes aber ausreiche, weil wissenschaftlich erwiesen sei, daß dieser immer zum Ende der Spontanatmung führe. Die Kommission legte strenge Kriterien zur Feststellung des Hirntodes fest, der von einem Gremium, dem auch ein Vertreter des Oberrabbinates angehören muß, festgestellt werden muß. Diese Kriterien entsprechen im wesentlichen denen der deutschen Bundesärztekammer.

Eine Sonderstellung nimmt der asiatische Raum, insbesondere Japan ein, wo durch Zusammenwirken von konfuzianistischer Tradition mit Schintoismus und Buddhismus Körper und Geist als spirituelle Einheit betrachtet werden. Ein Leichnam muß nach einer solchen buddhistischen Auffassung als Einheit erhalten bleiben, ihm sind Leiden zu ersparen. Im Schintoismus dagegen wird der tote Körper als etwas Unreines betrachtet und mit dem Bösen in Verbindung gebracht. Die Annahme eines Organs von einem Toten wäre also ausgesprochen fragwürdig. In anderen buddhistischen und hinduistisch geprägten Kulturen Südostasiens bestehen grundsätzlich keine Bedenken gegenüber Hirntod und Organspende. Der Körper wird als eher nebensächlich betrachtet und die Organspende als höchste Form gesehen, Verdienste für ein späteres Leben zu erlangen. Die chinesische Tradition fordert, den Körper unversehrt zu begraben, damit der Geist Ruhe finden kann.

▪ Wie Organtransplantationen gerecht finanziert werden können

Der Blick schweift aus dem Fenster auf die grüne Wiese und die gerade knospenden Bäume dahinter, die im Morgengrauen verheißungsvoll lebendig aussehen. – Frau H. aus einem kleinen Städtchen in der Nähe von Hamburg ist müde nach durchwachter Nacht, aber hoffnungsfroh; gerade ist ihr Sohn nach einer erfolgreich durchgeführten Lebertransplantation aus dem Operationssaal auf die Intensivstation gebracht worden. Bald wird sie ihn besuchen können. Lange war er krank gewesen, immer wieder in den zurückliegenden 15 Jahren hatte er längere Zeit im Krankenhaus verbringen müssen, häufig bei der Arbeit gefehlt. Und in den letzten Jahren war – gerade im Zusammenhang mit der Diskussion um Kosten im Gesundheitwesen – auch hier und da von Bekannten die Frage gestellt worden, ob die Behandlung ihres Sohnes Andreas nicht sehr aufwendig sei und wer denn das alles bezahle. Schon oft hatte sie sich darüber geärgert, wie man dem Leiden und der Krankheit ihres Sohnes finanzielle Aufwendungen gegenüberstellen konnte bis hin zur Diskussion über die Benutzung des Taxis auf Krankenkassenkosten: Hatte sich je einer, der so fragte, überlegt, wie es ist, mit öffentlichen Verkehrsmitteln zu einer anstrengenden Untersuchung und wieder zurückfahren zu müssen, wenn man sich körperlich nicht gut fühlt?

Nun lag der Zettel des Krankenhauses vor ihr, in dem die Sonderentgelte und Fallpauschalen für die Transplantationen in der Medizinischen Hochschule aufgeführt waren: Über 200.000 DM für eine Lebertransplantation, fast 100.000 DM für eine Nierentransplantation, bald 150.000 DM für eine Herztransplantation: welch horrende Preise für das Leben eines Menschen. Kann, darf man so denken? »...für das Leben eines Menschen?« Frau H. legt den Zettel wieder zur Seite. Für sie zählen solche Gedanken nicht; und wenn es 500.000 DM gekostet hätte oder 1 Million, sie hätte alles versucht, ihrem Sohn das Leben zu erhalten – ein menschenwürdiges Leben! Und wenn es nicht die Versicherung zahlen würde, so hätte sie sicherlich Möglichkeiten und Wege gefunden, das Geld anderweitig zusammenzubringen. Keine Frage!

Schon 1966 schrieb der berühmte Professor Elkinton in einem Leitartikel für die Fachgesellschaft der Inneren Medizin in den USA darüber, wie wichtig es ist, bei dem Bemühen um das Kurieren von Krankheiten und das Erhalten des menschlichen Lebens auch die Lebensqualität der Patienten zu erhalten. »...was jeder Arzt für jeden seiner Patienten will – alt oder jung – ist nicht nur,

60

seinen Tod zu verhindern, sondern er möchte ein Leben mit vibrierender Qualität, ein Leben, was wir mit der blühenden Jugend assoziieren. Darunter verstehen wir die umfassende Ganzheit des menschlichen Lebens auch mit seiner spirituellen Ebene der Lebensqualität, die so einzigartig ist für das menschliche Geschöpf. Doch was letztendlich diese Lebensqualität für den einzelnen Patienten herbeiführt oder ausmacht und was dies für die Entscheidung über Behandlungswege zur Folge hat, ist häufig extrem schwierig zu erkennen und zu beurteilen und muß in der Bewußtheit und dem Bewußtsein des Arztes liegen.«

Dieser Anspruch an das ärztliche Handeln, wie ihn Elkinton formulierte, stößt zunehmend an Grenzen, die sich nicht allein aus medizinischen Gründen ergeben. Die vehemente Diskussion über die verschiedenen Gesundheitsstrukturgesetze hat dies in den letzten Jahren und gerade in den letzten Monaten besonders deutlich gemacht: Es besteht ein zunehmendes Mißverhältnis zwischen den verfügbaren Mitteln einerseits und einem stetig steigenden Bedarf andererseits. Grund dafür sind die sich verändernden Altersstrukturen in unserer Gesellschaft, begleitet von veränderten Krankheitsbildern und von einem sich ausweitenden Angebot diagnostischer und therapeutischer Maßnahmen. Gerade in der Medizin hat sich in den letzten 20 Jahren durch intensive Forschung in vielen Bereichen auch dort eine Behandlungsmöglichkeit ergeben, wo man dies noch vor kurzem für undenkbar gehalten hätte. In der Transplantationsmedizin wird dies besonders deutlich. Aber die hohen Aufwendungen, die gerade in diesem Teil der Hochleistungsmedizin notwendig werden – Kosten von 100.000 bis 200.000 oder bei der Knochenmarktransplantation von 300.000 DM pro Behandlung – lassen immer wieder die Frage aufkommen, ob angesichts der begrenzten Mittel solche Behandlungsanstrengungen wirklich gerechtfertigt sind. Bei einer solchen Frage geht es nicht um die konkrete einzelne Patientin oder den einzelnen Patienten, sondern vielmehr um die Vorstellung, man könne, indem man besonders teure Leistungen weglassen würde, das Gesamtsystem sichern. Mit dem Gesamtsystem ist in der Regel bei uns die gesetzliche Krankenversicherung gemeint. In anderen Ländern bezieht sich dies z. B. auf den Bereich der sozial abgesicherten Krankheitskostenerstattung. So gibt es Beispiele, in denen die Transplantationsmedizin als sozial abgesicherte Leistung des Gemeinwesens für sozial Bedürftige ausgeklammert wurde: Im US-Bundesstaat Oregon wurde zeitweise die Lebertransplantation bei Patienten, die über das Sozialamt versichert waren, nicht durchgeführt, weil die Kosten vom Sozialamt nicht übernommen wurden. Gleiches gilt für die Nierenersatztherapie in England. Auch hier wurde in den letzten Jahren wiederholt diskutiert, ab einem bestimmten Alter (etwa 65 Jahre) auf die Nierenersatztherapie (Dialyse) zu verzichten, um genügend Geld für andere Behandlungsmöglichkeiten aufzusparen. Schon auf den ersten Blick wird deutlich, daß es sich hier um den Versuch handelt, betriebswirtschaftliche Gedanken auf die Medizin zu übertragen und mit vergleichbaren Entscheidungen wie z. B. in der Industrie den Ausgabenrahmen einzudämmen. Aber im Gegensatz zu anderen Dienstleistungsbereichen oder gerade zur Industrie hängen an jeder solchen Entscheidung ein oder mehrere konkrete Lebenshoffnungen mit konkreten Namen, Geburtsdatum und Wohnort, mit Familie, Freunden, mit Hoffnung auf ein lebenswertes Leben, mit Angst und Sorge.

Ohne Frage ist es wichtig, darüber nachzudenken, wie im laufenden Gesundheitsbetrieb gespart werden kann. Doch darf dies niemals auf Kosten einer einzelnen Patientin oder eines einzelnen Patienten gehen. Finanzielle Aspekte können hierbei nur zweitrangige Bedeutung haben. Die Erhaltenswürdigkeit eines konkreten, individuellen Menschenlebens ist in Deutschland eine verfassungsrechtlich Wertvorgabe, die sich nicht an den dafür aufzuwendenden Kosten messen läßt. Das Grundrecht auf Leben, aber auch der grundrechtlich gebotene Schutz des einzelnen in seiner Personalität und Individualität verbieten es, ihn zum Rechnungsposten eines ökonomischen Kalküls zu machen. In einer Gesellschaft, die soziale Gerechtigkeit gegenüber all ihren Mitgliedern walten lassen will, hat das Grundrecht auf Gesundheit egalitären Charakter. So müssen sich heute und in Zukunft die Ansprüche des Patienten im Behandlungsverhältnis zum Arzt an den rein sachlich gebotenen Notwendigkeiten, die sich medizinisch ableiten lassen, orientieren. Eine Ungleichbehandlung von Patienten aufgrund einer Kosten-Nutzen-Kalkulation – so wie sie in der Industrie angestellt wird – muß ausgeschlossen sein. Wenn sich eine Gemeinschaft wie die unsere an individuellen Menschenrechten orientiert, dann darf sie dem Individuum in existentieller Not nicht vorenthalten, was sie an Leistungsmöglichkeiten auf therapeutischem Gebiet hat.

Natürlich darf die Gesellschaft erwarten, daß alle Leistungen im Gesundheitswesen möglichst effektiv und effizient durchgeführt und vorgehalten werden. So ist zu Recht häufig Kritik daran geübt worden, daß es für die meisten Patienten völlig unklar bleibt, wieviel denn eine bestimmte Behandlung überhaupt kostet. Dabei muß man eingestehen, daß gerade die Medizin auf solche Fragen häufig Antworten schuldig geblieben ist. Wieviel tatsächlich eine Transplantation kostet, hat man vor 3 bis 4 Jahren noch nicht gewußt, die Vergütungen von seiten der Krankenkassen waren mehr über den Daumen gepeilt. Dies lag zum einen daran, daß die Behandlungsformen noch nicht so weitgehend standardisiert waren –

und auch heute noch nicht sind –, daß man von vornherein klar wissen kann, welche einzelnen Schritte notwendig sind. Auf der anderen Seite war es so, daß die Fragen nach dem Geld und den Kosten lange als unmoralisch galten. Dies ist keineswegs richtig, und die Ärzte haben mittlerweile verstanden, daß sie neben der Verantwortung für den einzelnen Patienten auch immer Verantwortung für die Gemeinschaft aller möglichen Patienten, also die Allgemeinheit, tragen. Eine Entscheidung für einen einzelnen darf die Allgemeinheit nicht gefährden. Doch während dies vielleicht in einem Land mit nur sehr begrenzten Mitteln für das Gesundheitswesen durch einzelne hohe Aufwendungen der Fall sein könnte, trifft dies in Deutschland oder auch in den anderen westlichen Ländern sicher nicht zu. Insofern ist es gut, daß wir heute relativ genau wissen, welche Größenordnung anzusetzen ist, wenn eine Transplantation durchgeführt werden muß. Auch wenn dies auf den ersten Blick hohe Summen sind, so muß man sie doch mit Summen vergleichen, die z. B. bei anderen größeren Operationen verbraucht werden. Dabei ist festzustellen, daß bei der Behandlung einer Bauchfellentzündung, die auch nach kleineren chirurgischen Operationen z. B. als Komplikation entstehen kann, höhere Kosten zur Erhaltung des Lebens aufgewendet werden müssen als für eine Lebertransplantation. Auch die Behandlung eines bösartigen Magentumors mit Chemotherapie und anschließender Operation ist keineswegs weniger aufwendig als z. B. eine Nierentransplantation.

Man kann daneben auch vergleichen, welche Kosten bei der Behandlung eines Organversagens entstehen, wenn keine Transplantation durchgeführt wird. Dabei läßt sich für den Ausfall der Nierenfunktion leicht zeigen, daß die künstliche Blutwäsche ungleich teurer ist als eine Nierentransplantation. Während wie oben bereits erwähnt die Transplantation ca. 100.000 DM während des stationären Aufenthaltes im Krankenhaus kostet und nachfolgend noch die Kosten für die Medikamente berechnet werden müssen, kostet die Dialysebehandlung pro Jahr ca. 50 000–70 000 DM. Auf 10 Jahre gerechnet ist leicht ersichtlich, um wieviel günstiger die Nierentransplantation ist. Für das Versagen von Leber, Herz oder Lunge gibt es solche Vergleichsrechnungen nicht, weil der Ausfall dieser Organe mit dem Leben nicht vereinbar ist und künstliche Organe in entsprechender Form noch nicht zur Verfügung stehen. Dennoch ist es auch hier so, daß diese Patienten – selbst wenn keine Transplantation möglich ist – medizinisch behandelt werden – häufig mit sehr teuren und vielfältigen Medikamenten, allerdings ohne Aussicht auf eine langfristige Gesundung. Deshalb darf man wohl davon ausgehen, daß auch diese Transplantationen letztendlich günstiger sind als eine anderweitige Behandlung.

Ganz unberücksichtigt sind dabei noch die sog. »indirekten« Kosten. Damit bezeichnet man den Ausfall von Löhnen und Gehältern als Produktivitätsverlust für die gesamte Volkswirtschaft wie auch Warte- und Wegezeiten für Patienten und Angehörige, außerdem die Kosten für Lohnfortzahlung, Krankenhaustagegeld oder andere Ersatzleistungen.

Diskutiert man ökonomische Aspekte medizinischer Behandlung, ist zu bedenken, daß es auch geldlich nicht meßbare Belastungen gibt, die als sog. »intangible« Kosten gerechnet werden: Hierzu gehören z. B. körperliche Einschränkungen, Schmerzen oder seelische Probleme. Beurteilt man also ein Verfahren unter »gesundheitsökonomischem« Blickwinkel, so müssen alle diese Komponenten mitbedacht werden. Am Ende sind in der Regel die Behandlungsverfahren am »günstigsten«, die die größte Erfolgsaussicht haben und die beste Lebensqualität für den Patienten ermöglichen. Dies gilt für die heute durchgeführten Transplantationsarten.

Dennoch geht es gerade in der Transplantationsmedizin bei der Diskussion über die »Knappheit der Mittel« nicht nur um rein ökonomische Gesichtspunkte. Wie kein anderer Bereich in der medizinischen Versorgung hat die Transplantationsmedizin seit ihren Anfängen mit dem Problem der begrenzten Mittel umgehen müssen. Hierbei ist besonders der Mangel an zu transplantierenden Organen zu erwähnen. Die gerechte Verteilung der verfügbaren Organe ist deshalb ein von jeher ganz besonderes Anliegen der in diesem Bereich tätigen Ärztinnen und Ärzte. Aber gerecht kann über die Verteilung von begrenzten Mittel wohl nie entschieden werden. Es handelt sich immer um sog. »Dilemmaentscheidungen«, die fast immer mit Enttäuschung verbunden sind. Allen Kranken in gleicher Weise und in ausreichendem Maße Transplantate zur Verfügung zu stellen, ist heute – noch – nicht möglich. Die Situation verschärft sich durch die neueren Entwicklungen, wonach mindestens doppelt soviel Transplantationen pro Jahr in der Bundesrepublik Deutschland durchgeführt werden müßten, und es kann davon ausgegangen werden, daß diese Zahlen weiter steigen. Die medizinische Wissenschaft wird sich bemühen, neue Wege zu finden, mit denen auch solche Patienten besser behandelt werden können, denen ein entsprechendes Transplantat nicht zur Verfügung gestellt werden kann. Gedacht ist z. B. an die schon erwähnten künstlichen Organe, aber auch an die Übertragung von tierischen Organen. Beide Behandlungsverfahren werden natürlich wieder mit großen Kosten verbunden sein, deren Berechtigung so begründet werden muß, wie heute bereits die Kosten der durchgeführten Transplantationen.

Es erscheint selbstverständlich, daß solche Kostenentwicklungen der Medizin insgesamt nicht die Funktionsfähigkeit anderer Bereiche des gesellschaftlichen Zusammenlebens gefährden dürfen. Insofern sind auch die Bemühungen um neue Strukturentscheidungen im Gesundheitswesen verständlich, und es ist wichtig, daß all diese genannten Entwicklungen im Hinblick auf die Kosten öffentlich bekannt sind und diskutiert werden können. Vielleicht wäre es dann auch möglich, besonders aufwendige Behandlungsverfahren – also besonders teure Krankheiten – nicht mehr über die gesetzlichen Krankenkassen zu finanzieren, sondern z. B. über spezielle Steuern, so daß die gesamte Volkswirtschaft für die Krankheits- und Behandlungskosten aufkommt und nicht nur die Solidargemeinschaft der Versicherten.

Im Rahmen einer öffentlichen Diskussion wäre es dann vielleicht möglich, auf der Basis gesundheitsökonomischer Erkenntnisse über die Weiterentwicklung des Gesundheitswesens zu diskutieren, ohne den Grundsatz der solidarischen und umfassenden Unterstützung des einzelnen Kranken durch die Gemeinschaft aus dem Auge zu verlieren. Ohne Frage ist es richtig, daß jede Verschwendung von Mitteln im Gesundheitswesen inhuman ist, da sie an anderer Stelle wirksamer und im Grenzfall lebensrettend eingesetzt werden könnte. Die Auseinandersetzung mit ökonomischen Aspekten im Gesundheitswesen ist eine wichtige ärztliche Aufgabe, aber auch eine wichtige Aufgabe eines jeden Patienten. Die Grundstrukturen unseres Gesundheitswesens bleiben dabei aber etwas Schützenswertes. Praktizierte und praktikable Solidarität darf nicht dem Gespenst einer angeblich unkontrollierbaren Kostenexplosion im Gesundheitswesen geopfert werden. Die Umbruchphase, in der sich die Gesundheitspolitik befindet, muß von dem Verlangen gekennzeichnet sein, alle medizinischen Bereiche dazu aufzufordern, mit der größtmöglichen Transparenz Entscheidungen und Mittelverbrauch darzulegen. Alle, die im Gesundheitswesen beschäftigt sind, werden helfen müssen, Bewertungsmaßstäbe für einzelne Therapieverfahren darzustellen und diese unter ökonomischen Gesichtspunkten zu beurteilen. So wird es auch notwendig werden, daß in Zukunft nicht mehr einfach neue medizinische Verfahren übernommen werden, bevor nicht die Konsequenzen, die Akzeptanz und die Auswirkungen solcher Verfahren auf andere Bereiche der Medizin oder der Gesellschaft bekannt sind. Doch sobald eine Wirksamkeit für den einzelnen nachgewiesen ist, wird die Gemeinschaft eben ein solches neues Behandlungsverfahren nicht ablehnen können. So ist es notwendig, daß wir uns alle mit Frau H. aus der Nähe von Hamburg freuen, wenn durch eine »aufwendige« Transplantation das Leben ihres Sohnes gerettet werden kann und wir ihr zustimmen, daß die Gemeinschaft auch 500.000 oder 1 Mio. DM zur Rettung dieses Lebens zur Verfügung gestellt hätte. Damit verlieren wir keineswegs die Freiheit, individuell Grenzen zu setzen oder auch gesamtgesellschaftlich uns für solche zu entscheiden. Wichtig ist die Achtung und das solidarische Verständnis, mit dem wir dem Kranken als einzelnen begegnen – gerade wenn es ums Geld geht.

7 Das geht mich an

Die Entscheidung für die Organspende

Jeder Mensch kann Organe oder Gewebe spenden. Eine Altersgrenze gibt es nicht. Zwar nimmt die Funktionsfähigkeit des menschlichen Körpers mit dem Alter ab, doch können selbst Organe von über 70jährigen mit Erfolg verpflanzt werden. Dies gilt insbesondere für die Augenhornhaut. Erst der Arzt kann im Einzelfall beurteilen, ob medizinische Gründe gegen eine Organentnahme sprechen.

Die Spendebereitschaft kann in einem Organspendeausweis »Erklärung zur Organspende« dokumentiert werden (Abb. 7.1). Dieser wird vom Arbeitskreis Organspende Neu-Isenburg (Schirmherr ist der Bundesgesundheitsminister) herausgegeben und kann dort kostenlos angefordert werden. Ausweise sind auch über die Krankenkassen und Transplantationszentren zu beziehen.

In dem Ausweis kann die Bereitschaft zu einer generellen Spende von Organen und Gewebe, aber auch nur für bestimmte Organe erklärt werden. Ebenso kann im Organspendeausweis auch eine Ablehnung von Organspenden nach dem Tod vermerkt werden.

Der Organspendeausweis ist kein rechtlich bindendes Dokument; die Daten werden nicht gespeichert. Er kann auch durch einen einfachen Zettel mit der Aufschrift »ich bin Organspender« ersetzt werden. Von einer Organspende werden zudem stets die Angehörigen informiert. Eine positive schriftliche oder mündliche Er-

Erklärung zur Organspende

Name, Vorname	Geburtsdatum
Straße	PLZ, Wohnort

☐ **Ich bin Organspender:** Ich möchte kranken Menschen dadurch helfen, daß mir nach meinem Tod Organe/Gewebe zur Transplantation entnommen werden.

☐ **Ich bin Organspender,** ausgenommen folgende Organe/Gewebe:

☐ **Ich bin kein Organspender:** Ich widerspreche einer Entnahme von Organen/Gewebe.

Im Falle meines Todes bitte umgehend Nachricht geben an die Organisationszentrale (0 61 02) 3 99 99

☐ Ich übertrage die Entscheidung über eine Organspende nach meinem Tod auf:

☐ Falls mir etwas zustößt, sollen folgende Personen benachrichtigt werden:

Name, Vorname	Telefon
Straße	PLZ, Wohnort
Anmerkungen/Besondere Hinweise	
Datum	Unterschrift

ARBEITSKREIS ORGANSPENDE

**Postfach 1562
63235 Neu-Isenburg
Tel.: (0 61 02) 35 90**

Abb. 7.1. Organspendeausweis.

klärung zu Lebzeiten entlastet die Angehörigen von der schwierigen Entscheidung, die sie sonst stellvertretend für den Verstorbenen treffen müssen.

Die Bereitschaft zur Organspende wird nicht registriert. Es ist jederzeit möglich, seine Meinung zu ändern und dies in einer Erklärung zur Organspende oder formlos festzuhalten.

Häufig wird die Befürchtung geäußert, das Tragen eines Organspendeausweises sei gefährlich, lebensrettende Maßnahmen würden unter Umständen unterlassen. Der Ausweis spielt jedoch für die Behandlung eines Patienten keine Rolle, da bei einem Unfall alles unternommen wird, um das Leben des Patienten zu retten. Eine Organspende wird erst in Betracht gezogen, wenn alle Anstrengungen, den Patienten zu retten, vergeblich waren und er den Hirntod gestorben ist (s. Kap. 2).

Wie erhält man ein Organ?

Jeder kann eines Tages ein Organ benötigen, um zu überleben oder ein zufriedenstellendes Leben zu führen. Akute Krankheiten können kurzfristig zum Ausfall lebenswichtiger Organe führen, chronische Leiden werden nicht immer rechtzeitig erkannt, so daß ein Organ weitgehend unbemerkt zerstört werden kann. Für eine Reihe von Erkrankungen stellt die Transplantation eines Organs die letzte Chance dar. Nur bei der Niere kann die Dialysemaschine langfristig lebensrettenden Ersatz schaffen. Kunstherzen dienen derzeit zur Überbrückung, bis ein Spenderherz zur Verfügung steht oder sich das eigene Herz wieder erholt hat. Eine künstliche Leber, die die Wartezeit auf ein Spenderorgan überbrückt, oder bei einem akuten Ausfall zeitweilig die eigene Leber ersetzt, wird zur Zeit an den ersten Patienten erprobt.

Droht ein Organ zu versagen oder ist eine Dialysebehandlung bereits eingeleitet, wird unter Umständen eine Transplantation ins Auge gefaßt. Der behandelnde Spezialist in der Praxis oder in der Klinik erörtert mit dem Patienten die Möglichkeiten und Risiken einer Transplantation und nimmt ggf. Kontakt mit einem meist in der Region gelegenen Transplantationszentrum auf. Nur Transplantationszentren können Patienten auf der gemeinsamen Warteliste für Deutschland, Österreich und die Beneluxländer bei Eurotransplant im holländischen Leiden registrieren lassen. Voraussetzung ist außerdem, daß keine medizinischen Gründe, z. B. Infektionen, gegen eine Transplantation sprechen. Dies kann auch kurzfristig der Fall sein, so daß der Patient vorübergehend von der Warteliste genommen werden muß. Auf der Eurotransplant-Warteliste für eine Nierentransplantation stehen derzeit rund 13000 Patienten; die durchschnittliche Wartezeit beträgt 3 bis 4 Jahre.

Steht ein Spenderorgan zur Verfügung, werden die medizinischen Daten immer an Eurotransplant gemeldet. Dort werden die Organe nach Kriterien vergeben, die von Transplantationsexperten erarbeitet wurden. Diese Kriterien werden jedoch ständig auf ihren medizinischen und ethischen Bestand überprüft. Für die Nieren spielt nach der Blutgruppe die Verträglichkeit der HLA-Merkmale eine übergeordnete Rolle (s. Kap. 8). Bis zu einem bestimmten Grad der Übereinstimmung werden die Spendernieren verschickt. Unterhalb dieser Grenze liegt die Entscheidung über die Organvergabe im Ermessen des Zentrums, das für die Entnahme der Nieren zuständig ist. Dann wird die Niere vor Ort an den am besten geeigneten Patienten vergeben. Derzeit wird ein neuer Vergabemodus erprobt, der für eine gerechtere Verteilung der Nieren sorgen soll. Dabei wird insbesondere die Wartezeit als Kriterium stärker berücksichtigt.

Für Herz und Leber werden andere Verteilungsstrategien angewandt. Dafür gibt es medizinische Gründe. Während Nieren bis zu 36 Stunden konserviert und deshalb verschickt werden können, ist diese Zeitspanne bei

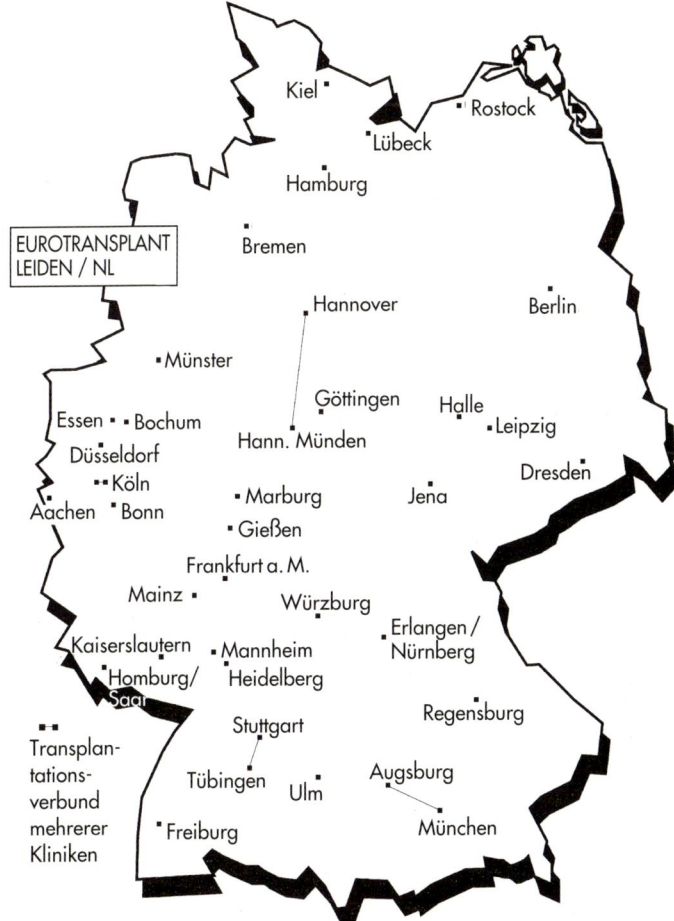

Abb. 7.2. In der Karte sind die Transplantationskliniken eingezeichnet, in denen Nierentransplantationen durchgeführt werden.

Herz und Leber wesentlich geringer. Dadurch ist dem Organaustausch über weite Strecken eine natürliche Grenze gesetzt.

Vorrang wird stets solchen Patienten gegeben, die ohne ein neues Herz oder eine neue Leber unmittelbar vom Tode bedroht sind und bei Eurotransplant unter »high urgency« (hohe Dringlichkeit) registriert sind. Es werden alle Anstrengungen unternommen, ihnen das nächste, im Eurotransplant-Bereich verfügbare Organ zukommen zu lassen. Manchmal kommt es auch zum Organaustausch mit anderen europäischen Ländern.

Bei Herz und Leber ist selbstverständlich eine Verträglichkeit der Blutgruppe Voraussetzung, auch die Größe des Spenderorgans muß berücksichtigt werden. Die meisten Organe werden nach Rücksprache mit Eurotransplant von den Transplantationskliniken übertragen, die auch für die Entnahme zuständig sind (Abb. 7.2).

8 Das Abwehrsystem des Menschen

Um zu verstehen, warum ein fremdes Organ nach der Transplantation ohne die Unterdrückung der körpereigenen Abwehr abgestoßen würde, ist es notwendig zu wissen, wie diese Abwehr aufgebaut ist.

Die Abwehr wird von verschiedenen Gruppen weißer Blutkörperchen, den Leukozyten (Leukos griechisch = weiß) wahrgenommen. Insgesamt befinden sich in einem Mikroliter Blut eines gesunden Menschen etwa 4000 bis 10000 weiße Blutkörperchen (Abb. 8.1). Diese Zahl kann allerdings sehr schnell variieren. So können Leukozyten durch Botenstoffe im Blut an ihren Einsatzort gerufen werden. Außerdem sind sie imstande, Gefäßwände zu durchwandern und sich nicht nur durch den Blutfluß, wie die roten Blutkörperchen, sondern auch durch eigene Kraft ähnlich wie eine Amöbe fortzubewegen.

Etwa die Hälfte der einsatzbereiten weißen Blutkörperchen befindet sich in den Zellzwischenräumen (im Interstitium) und etwa ein Drittel im Knochenmark, wo sie gebildet wurden, so daß nur etwa 20 % wirklich im Blut zirkulieren.

Ein körperfremder Eindringling wird Antigen genannt. Die Abwehraufgaben werden unterteilt in eine unspezifische Abwehr, die sich nicht gegen bestimmte Antigene richtet, sondern auf alle möglichen Antigene hin ak-

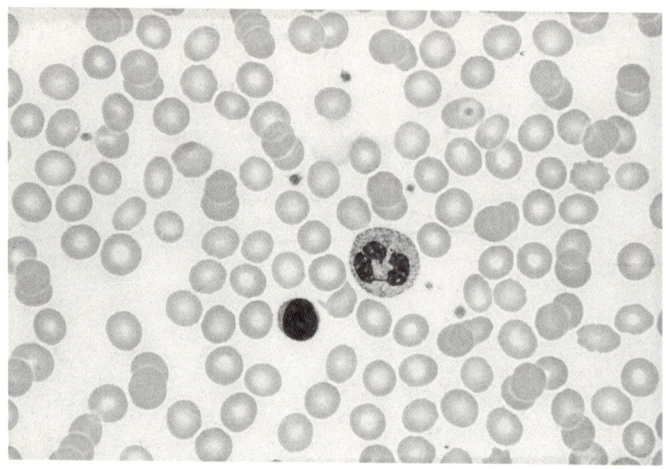

Abb. 8.1. Blutausstrich mit Leukozyten.

tiv wird, und eine spezifische Abwehr, die jeweils auf einen ganz bestimmten Eindringling hin reagiert. Allerdings gibt es vielfältige Verknüpfungen zwischen beiden Systemen, die aufzuführen hier zu kompliziert wäre und die längst noch nicht alle endgültig aufgeklärt sind.

Die unspezifische Abwehr

Ein Großteil der weißen Blutkörperchen findet in der unspezifischen Abwehr ihren Einsatz. An Untergruppen sind vor allem die Granulozyten zu nennen, weiße Blutkörperchen, die im Mikroskop kleine Körnchen (Granula) zeigen, sowie die Makrophagen (makros griechisch = groß und phagein griechisch = fressen), die Freßzellen. Eiter z. B. besteht vor allem aus abgestorbenen Granulozyten. Beide genannten Zellgruppen eilen von Botenstoffen herbeigerufen, die von anderen weißen Blutkörperchen gebildet wurden, an den Ort, an dem sie gebraucht werden. Dort können sie fremde Zellen zerstören, Gewebetrümmer abräumen und Teile dieser Eindringlinge an ihrer Oberfläche ausstellen (Antigenpräsentation), so daß das spezifische Abwehrsystem sie finden und erkennen kann. Diese weißen Blutkörperchen reagieren jedoch nicht nur auf Botenstoffe (Chemotaxis), sie senden auch selbst welche aus. Ein Teil dieser Stoffe löst die Entzündungsreaktion am Ort aus: z. B. Schwellung und Überwärmung durch Erweiterung und Steigerung der Durchlässigkeit der Gefäßwände für Wasser.

Andere Botenstoffe (Interleukin 1) stimulieren das Wachstum von Lymphozyten, die die zelluläre spezifische Abwehr wahrnehmen (s. unten).

Doch auch im Blut zirkulierende Eiweiße nehmen an der unspezifischen Abwehr teil. Sogenannte Komplementfaktoren – 9 an der Zahl – liegen inaktiv im Blut vor und aktivieren sich in einer Kaskade im Bedarfsfall gegenseitig. Sie werden z. B. von Leberzellen, von Darmschleimhautzellen, aber auch von Makrophagen gebildet. Die Kaskade der Aktivierung kann durch Antigen-Antikörper-Komplexe (s. unten) oder durch bakterielle Wirkstoffe in Gang gesetzt werden. Die Abwehrstoffe der Kaskade wirken chemotaktisch, sie locken also andere weiße Blutkörperchen an den Ort des Geschehens, außerdem verklumpen sie die fremden Zellen und lösen Entzündungsreaktionen mit aus.

Am Ende der Kaskade steht der Komplex C5B-9, der imstande ist, körperfremde Zellen abzutöten und aufzulösen.

Als weitere Eiweiße, die allerdings vor allem im Fall einer Infektion mit Viren gebildet werden, sind die Interferone zu nennen, die die Virusvermehrung hemmen und künstlich hergestellt auch in der Therapie, z. B. bei der Virushepatitis, Verwendung finden.

Das spezifische Abwehrsystem

Das spezifische Abwehrsystem dient einerseits der Abwehr von Krankheitserregern, die von außen eingedrungen sind, andererseits aber auch der Entfernung geschädigter Körperzellen selbst. Die zur Abwehr befähigten Zellen erkennen den Fremdkörper an bestimmten Merkmalen seiner Oberflächenstruktur (antigene Determinante) und reagieren daraufhin. Das Immunsystem kann diese Determinante in Erinnerung behalten. Bei wiederholtem Kontakt mit dem bekannten Antigen reagiert es schneller und mit stärkerer Antikörperbildung (immunologisches Gedächtnis). So erkranken Menschen an bestimmten »Kinderkrankheiten«, z. B. Röteln oder Mumps, kein zweites Mal. Sie sind nach der ersten Erkrankung immun. Bei der Impfung macht man sich dieses immunologische Gedächtnis zunutze, so daß im Falle eines wirklichen Kontaktes mit den Krankheitserregern die Immunantwort des Körpers stark genug ist, um den Erreger abzuwehren.

Die spezifische Abwehr ist Aufgabe der Lymphozyten, die etwa 25 bis 40% der weißen Blutkörperchen des Menschen ausmachen. Gebildet werden sie in den Lymphknoten (oft nicht ganz korrekt als Lymph-»Drüsen« bezeichnet), lymphatischen Organen wie den Mandeln (Tonsillen), der Milz, aber auch dem lymphatischen Gewebe des Darms und des Knochenmarks.

Die Lymphozyten werden noch einmal in 2 Untergruppen unterteilt: die B- und T-Lymphozyten.

Die B-Lymphozyten nehmen die sogenannte spezifische humorale Abwehr wahr, d. h. sie produzieren die Antikörper. Antikörper passen zum Antigen wie ein Schlüssel in das Schloß und ziehen es so aus dem Verkehr. Bei Kontakt mit dem Antigen wandelt sich ein Teil der B-Zellen zu Plasmazellen um, die massenhaft Antikörper

(Immunglobuline) produzieren, die sich mit dem eindringenden Antigen zum sogenannten Antigen-Antikörper-Komplex verbinden (Abb. 8.2). Diese Komplexe aktivieren z. B. das oben beschriebene Komplementsystem und stimulieren Freßzellen, die die eindringenden Zellen auffressen, also phagozytieren. Der andere kleinere Teil der B-Lymphozyten verwandelt sich in langlebige Gedächtniszellen.

Die zweite Gruppe der Lymphozyten sind die T-Zellen. Hier verrichten viele verschiedene Untergruppen ebensoviele verschiedene regulatorische Aufgaben der Immunantwort. So gibt es T-Killerzellen, die antigene Zellen zerstören, und T-Helferzellen, welche Botenstoffe produzieren, die die Arbeit der B-Zellen erst möglich ma-

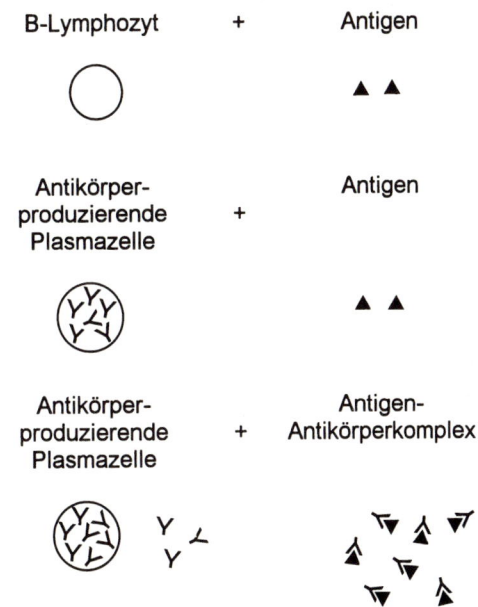

Abb. 8.2. B-Lymphozyt mit Antikörpern und Antigen-Antikörper-Komplexen.

chen. Andere T-Zellen produzieren den Botenstoff Interleukin 2. Interleukin 2 legt wiederum an den Interkeukin-2-Rezeptor anderer T-Zellen an, der für dieses Molekül bestimmt ist und die Teilung dieser Zellen stimuliert. Es gibt aber auch T-Suppressorzellen, welche die Aktivität von B- und T-Zellen hemmen und so überschießende Immunreaktionen verhindern.

Langlebige T-Gedächtniszellen im Blut können Antigene noch Jahre nach dem Erstkontakt wiedererkennen.

Neue wissenschaftliche Einteilungen gliedern die T-Zellen nach ihren Rezeptoren, den CD-Einheiten.

Eine Immunantwort kann je nach Antigen B- oder T-zellbetont sein, meist ist jedoch zumindest teilweise auch die jeweils andere Gruppe an der Abwehr mitbeteiligt.

Immunsystem und Transplantation

Die Fortschritte der Transplantationsmedizin sind eng mit dem Fortschreiten der Erkenntnisse auf dem Gebiet der Immunologie verbunden. Wie in Kap. 1 ausgeführt, konnte die erste erfolgreiche Nierentransplantation bei eineiigen Zwillingen durchgeführt werden, also zwischen genetisch identischen Individuen. Hier erfolgte keine Abstoßung, da die neue Niere nicht als fremd erkannt werden konnte.

Welche Mechanismen führen zur Abstoßung eines nicht genetisch identischen Organs?

Die erste Beschreibung von Antigenen und der durch sie hervorgerufenen Reaktion ist die der Blutgruppenantigene durch Landsteiner 1901, der die verschiedenen Blutgruppen A, B und 0 entdeckte.

Aber auch die Transplantation von Nieren blutgruppenidentischer Spender brachte keinen Erfolg. Es mußte also noch andere Merkmale geben, die Einfluß auf Annahme oder Abstoßung hatten. 1958 folgte die Entdeckung der Merkmale weißer Blutkörperchen durch Jean Dousset. Diese Leukozytenmerkmale sind die am stärksten wirksamen antigenen Strukturen und hauptsächlich für die Transplantatabstoßung verantwortlich. Sie sind durch den sogenannten Major histocompatibility complex (MHC) auf dem 6. Chromosomen kodiert. Hier ist die Bildung von Oberflächenmerkmalen der Zellen verschlüsselt, die auf fast allen Körperzellen zu finden sind. Jeder Mensch hat sein ganz individuelles Muster, Hauptmerkmale können allerdings übereinstimmen. Diese werden beim Menschen meist an weißen Blutkörperchen bestimmt und heißen deshalb Human leukocyte antigen = HLA-System.

Bei transplantierten Organen werden vor allem diese HLA-Strukturen, die auf dem neuen Organ vorhanden sind, von Abwehrzellen als fremd erkannt. Dadurch werden für das transplantierte Organ fatale Reaktionen ausgelöst.

Man kann die Stärke der Immunantwort vermindern, wenn man versucht, ein in den Hauptmerkmalen zum Empfänger passendes Organ zu finden. Vor allem bei den Nieren werden heute 6 HLA-Merkmale bestimmt, um eine möglichst große Übereinstimmung dieser Merkmale zu erreichen. Daneben gibt es aber noch andere Zellmerkmale, so daß auch bei Übereinstimmung der bestimmten HLA-Merkmale eine Abstoßung erfolgen kann.

Bei der Abstoßung spielen T-Lymphozyten eine zentrale Rolle. Sie erkennen mit Hilfe eines zellgebundenen Rezeptors die fremden HLA-Antigene und lösen solcherart aktiviert über die Freisetzung von Botenstoffen eine

Kaskade zellulärer und antikörpergebundener immunologischer Folgereaktionen aus. Zu diesen Botenstoffen zählen Interleukine, Interferone und andere. Besonders wichtig ist das Interleukin 2, das die Zellteilung der T-Zellen stimuliert.

Die Abstoßungsreaktion erfolgt in 2 Phasen:

Zunächst erkennen die T-Helferzellen des Empfängers die HLA-Merkmale des Spenders als fremd, dann werden durch die aktivierten T-Helferzellen zytotoxische, also zellzerstörende T-Zellen, rekrutiert. Die Teilung dieser zytotoxischen T-Zellen wird durch den Botenstoff Interleukin 2 stimuliert, so daß sie sich entsprechend vermehren. Sie wandern in das transplantierte Organ ein und greifen die als fremd erkannten Zellen an. Ebenfalls

Tabelle 8.1. Formen der Abstoßungsreaktionen nach Transplantation.

Hyperakute Abstoßung	Akute Abstoßung	Chronische Abstoßung
Bis 3 Tage nach Transplantation	am häufigsten 1–3 Monate nach Transplantation	Langzeitproblem
Vorsensibilisierung gegen unverträgliche Spenderantigene	Abstoßungskrise: – Funktions- einschränkung – lokale Symptomatik (Schwellungen, Schmerzen)	langsame zuneh- mende Funktions- einschränkung, histologisch: – zunehmende Gefäßverengung – Fibrose d. Parenchyms
Therapieresistent	erhöhte Immun- suppression	spricht auf Immun- suppressive Thera- pie schlecht an

durch Interleukine (Interleukin 4 und 5) stimuliert, wandeln sich B-Lymphozyten in Plasmazellen um und produzieren spezifische Antikörper (Immunglobuline), die gegen das transplantierte Organ gerichtet sind.

In Gegenwart anderer Faktoren (Komplementsystem) führen diese Antikörper zur Zerstörung der Zellen und damit des transplantierten Organs. Im weiteren Verlauf kommen die Makrophagen hinzu und räumen vorgeschädigtes Gewebe ab.

Abstoßungsformen

Nach ihrem klinischen Verlauf unterscheidet man drei verschiedene Abstoßungsformen (Tabelle 8.1).

Hyperakute Abstoßung

Sie tritt Minuten nach dem Wiedereröffnen der Gefäße des Transplantates (Reperfusion) auf und ist in der Regel durch bereits bestehende Antikörper (präformierte Antikörper) verursacht. Dies kann bei Empfängern geschehen, die zuvor viele Bluttransfusionen erhalten haben und deren Immunsystem so die Gelegenheit hatte, gegen bestimmte HLA-Antigene bereits Antikörper zu bilden. Eine weitere Möglichkeit ist die Bildung von Antikörpern während der Schwangerschaft, da das Kind meist nicht HLA-identisch mit der Mutter ist. Deshalb gehört die Suche nach diesen präformierten Antikörpern heute zur Routine bei der Gewebeverträglichkeitsprüfung. Bei der Nierentransplantation wird z. B. direkt vor der Transplantation noch im sogenannten Cross match getestet, ob durch Empfängerserum Zellen des Spenders zerstört werden. Ist das Cross match positiv, existieren also präformierte Antikörper gegen das HLA-System des Spenders, die die Niere sehr schnell zerstören würden, wird die Transplantation nicht durchgeführt. Aus diesem Grunde sind hyperakute Abstoßungsreaktionen heute eine nur noch selten auftretende Komplikation.

Akute Abstoßungsreaktion

Sie ist im Verlauf der ersten Wochen nach der Transplantation zu beobachten. Wie oben beschrieben, können eine zelluläre und eine humorale – also durch Antikörper ausgelöste – Abstoßung unterschieden werden. Bei der zellgebundenen Abstoßung schwillt das Gewebe zunächst an, es entsteht ein Ödem. Schließlich werden Gefäße und Organzellen nach und nach zerstört. Die humorale Reaktion ist der hyperakuten ähnlich, verläuft aber langsamer. Sie wird durch neue, also nach der Transplantation gebildete Antikörper verursacht. Vor allem die Blutgefäße sind betroffen, Gefäßwandzellen schwellen an, das Muskelgewebe der Blutgefäße wird zerstört, sie fallen zusammen, und Klumpen aus Blutplättchen verhindern dann die Durchblutung des transplantierten Organs, so daß es zum Infarkt kommt. Im späten Stadium kommen beide Formen zugleich vor.

Chronische Transplantatabstoßung

Sie kann Monate bis Jahre nach der Transplantation auftreten und ist charakterisiert durch einen zunehmenden Funktionsverlust des Transplantats.

▚ Immunsuppression

Um Transplantationen erfolgreich durchführen zu können, war es notwendig, die oben beschriebenen Abwehrreaktionen des Körpers unterdrücken zu können (Immunsuppression). Nur so kann eine Abstoßung wirksam verhindert werden. Am Beginn stand der Versuch der Ganzkörperbestrahlung, deren Erfolge jedoch zweifelhaft und für die Patienten zu gefährlich waren. Im Laufe der Jahre wurden mehrere wirksame Immunsuppressiva entwickelt, die zum größten Teil noch heute einzeln oder kombiniert Anwendung finden.

Azathioprin

Azathioprin wurde 1961 erstmals am Menschen erprobt. Es ist ein Stoff, der die Bildung von sogenannten Nukleinsäuren hemmt. Nukleinsäuren sind Hauptbestandteile der DNS, also Bausteine der genetischen Information der Zellen. DNS wird in großen Mengen vor allem in Zellen gebildet, die sich schnell teilen, da die neuentstandenen Zellen die vollständige Erbinformation in ihrem Kern erhalten müssen.

Das Immunsystem besteht aus solchen sich schnell teilenden Zellen. Es wird also durch Azathioprin in seiner Vermehrung gehemmt.

An Nebenwirkungen sind vor allem eine zu starke Hemmung der Vermehrung der weißen Blutkörperchen zu nennen, so daß es zu einem starken Abfall der Leukozyten sowie zu einem Abfall der Blutplättchen kommen kann. Azathioprin wirkt nur auf die Vermehrung, nicht auf bereits existente T-Zellen, so daß es nur zur Vorbeugung, nicht aber zur Behandlung der Abstoßung eingesetzt werden kann.

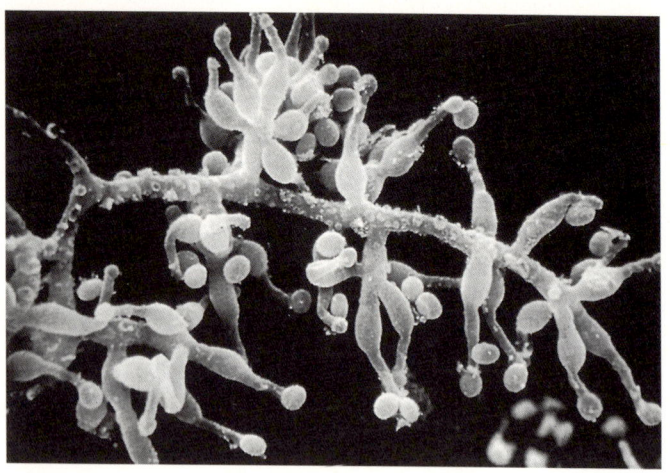

Abb. 8.3. Ciclosporinpilz.

Ciclosporin A

Die Entdeckung des Ciclosporins 1972 markiert einen wichtigen Meilenstein in der Transplantationsmedizin. Dieses Medikament wird von einem Pilz produziert (Abb. 8.3). Ciclosporin A wirkt spezifisch vor allem auf die T-Zellen und verhindert ihre Aktivierung durch Interleukin 2. Außerdem hemmt es die Interleukin-2-Produktion bereits aktiver T-Zellen. Aufgrund dieser speziellen Wirkung auf einen der wichtigsten Botenstoffe der Abwehrantwort hat es weniger Nebenwirkungen als z. B. Azathioprin. Allerdings kann es toxisch auf Nieren und Leber wirken sowie erhöhten Blutdruck und Zittern der Hände (Tremor) hervorrufen.

Tacrolimus

Auch dieser Stoff wird von einem Pilz produziert und ist unter seinem Prüfnahmen FK 506 bekannt geworden. Es scheint um ein vielfaches stärker immunsuppressiv zu wirken als Ciclosporin. Der Wirkmechanismus entspricht dem des Ciclosporins an der Schaltstelle Interleukin 2.

Kortikosteroide

Kortikosteroide (oft vereinfacht Kortison genannt) wurden zunächst zur Behandlung der Abstoßung eingesetzt. Heute sind sie meist in niedrigen Dosen Bestandteil der Dauermedikation bei transplantierten Patienten. Steroide führen zu einer Auswanderung der T-Zellen in die lymphatischen Gewebe. Sie hemmen außerdem die

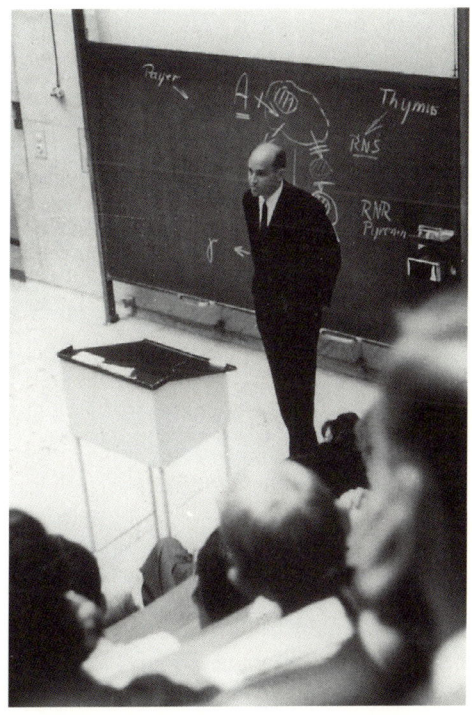

Abb. 8.4. An der Entwicklung des Antilymphozytenglobulins in den 60er Jahren war R. Pichlmayr maßgeblich beteiligt.

Produktion von Botenstoffen (Zytokinen), die zur Vermehrung der Lymphozyten notwendig sind. Nebenwirkungen schließen Blutdruckerhöhungen, Gewichtszunahme, Magen- und Zwölffingerdarmgeschwüre, Blutzuckererhöhung und Osteoporose ein.

Antiseren

Antiseren wie ALG und OKT 3 enthalten Antikörper gegen bestimmte Merkmale der Immunzellen. Diese Antikörper binden Abwehrzellen und führen so zu einer Inaktivierung bzw. Zerstörung der Immunzellen.

Antilymphozytenglobulin (ALG) wurde in den 60er Jahren entwickelt (Abb. 8.4). Man erhält es, indem menschliche Lymphozyten Tieren injiziert werden (zu Beginn waren dies Hunde, später Kaninchen oder Pferde, Abb. 8.5a). Diese Tiere bilden dann Antikörper gegen menschliche Lymphozyten (Abb. 8.5b), also Antilymphozytenantikörper, dies entspricht Antilymphozytenglobulin, die imstande sind, diese menschlichen Lymphozyten zu zerstören. Isoliert man nun die entstandenen Antikörper aus dem Blut der Tiere (Abb. 8.5c) und injiziert diese dem Menschen (Abb. 8.5d), so zerstören sie dort die Lymphoyzten, also die Vermittler der Abstoßungsreaktion. Als Nebenwirkung kann es allerdings zu allergischen Reaktionen kommen.

ALG enthält sogenannte polyklonale Antikörper, die gegen verschiedene Merkmale der verschiedenen Lymphozyten gerichtet sind.

Das in Zellkulturen gebildete OKT 3 enthält dagegen einen einzigen (monoklonalen) Antikörper, der gegen den oben beschriebenen wichtigen T-Zellrezeptor gerichtet ist, also gegen eine der zentralen Schaltstellen der Abwehrreaktion. Weitere Antikörper, z. B. gegen den Interleukin-2-Rezeptor, befinden sich derzeit in Erprobungen.

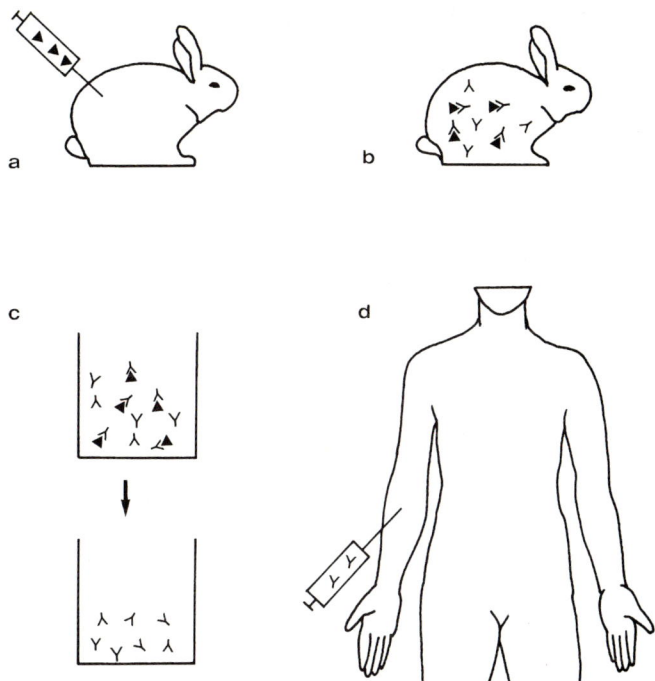

Abb. 8.5 a–d. Schema der ALG-Herstellung (Näheres siehe Text).

Folgen der Immunsuppression

Gemeinsam ist allen abwehrhemmenden Substanzen, daß zusammen mit der Hemmung der Abstoßung auch eine Hemmung der nützlichen und notwendigen Seiten der Immunabwehr erfolgt. Der Körper ist also anfälliger für Infektionen. Zu Beginn der Transplantationsmedizin starben viele Patienten an den Folgen bakterieller Infektionen. Heute stehen nicht nur bessere Antibiotika zur Infektionsbehandlung zur Verfügung, sondern auch verträglichere Medikamente zur Immunsuppression.

Trotzdem sind die immunsupprimierten Patienten anfälliger für bestimmte Infektionen, die beim abwehrgesunden Menschen keine oder nur leichte Erkrankungen hervorrufen würden. Häufig sind z. B. Infektionen mit dem Pilz Candida albicans, dem Erreger des Soor, der normalerweise durch die T-Zellen abgewehrt wird. Ähnlich verhält es sich mit dem Pilz Aspergillus, dem Bakterium Pneumocystis carinii und dem Zytomegalievirus (CMV). Weiterhin sind die Patienten durch Herpesviren und Gürtelrose (Varicella-zoster-Virus) gefährdet.

Bei besonders starker Immunsuppression sollten deshalb vorbeugende Medikamente gegen diese Infektionen gegeben werden, z. B. Amphoterizin gegen Candida albicans, Ganciclovir gegen CMV und Cotrimoxazol zur Vorbeugung gegen Pneumocystis.

Der Schwerpunkt der klinischen Transplantationsmedizin liegt derzeit in dem Bemühen, durch verschiedene Kombinationen bekannter Medikamente die Nebenwirkungen und die Infektionsrate für die Patienten bei gleichzeitig bestmöglichem Effekt so gering wie nur möglich zu halten, d. h. eine dem Patienten und seinem speziellen Krankheits- und Behandlungsverlauf angemessene Behandlungsform zu finden.

9 Niere

Die Aufgaben der Niere

Der Mensch besitzt normalerweise zwei Nieren, bohnenförmige Organe, die jeweils rechts und links der Lendenwirbelsäule an der hinteren Bauchwand außerhalb des Bauchfells liegen. Sie sind von einer bindegewebigen Kapsel umgeben. Eintrittspforte für die versorgenden Blut- und Lymphgefäße sowie Austrittsstelle für den Harnleiter ist der Nierenhilus. Jede Niere wiegt etwa 150 g und ist durchschnittlich 11 cm lang (Abb. 9.1).

Aufgabe der Nieren ist die Regulation des Salz- und des Wasserhaushaltes des Körpers sowie die Ausscheidung von für den Organismus schädlichen Substanzen und Abfallprodukten. In der etwa 1 cm dicken Nierenrinde befinden sich ungefähr eine Million Nierenkörperchen, die Glomeruli (Abb. 9.2). In diesen winzigen Knäueln aus Blutkapillaren wird das Blut gefiltert, es entsteht der sogenannte Primärharn, ungefähr 75 l am Tag. Dieser durchfließt ein kompliziertes System von Kanälchen (Tubuli), hauptsächlich im Nierenmark gelegen, in denen all die Stoffe, die zwar mit herausfiltriert worden sind, dem Körper jedoch nicht verlorengehen sollen, wieder aufgenommen werden. Hier kann auch die Menge des ausgeschiedenen Wassers sowie der darin enthaltenen Salze reguliert werden: An einem heißen Tag, an dem viel Wasser ausgeschwitzt wird, ist der Urin dunkel und konzentriert, nachdem man gerade mehrere Tassen Tee getrunken hat aber hell. Von den Sammelröhrchen fließt der Urin über das Nierenbecken durch den Harnleiter in die Blase, wo er gesammelt wird.

Außerdem erfüllen die Nieren Aufgaben bei der Blutdruckregulation. Zusätzlich wird ein Hormon produziert, das im Knochenmark die Bildung von roten Blutkörperchen fördert (Erythropoietin). Ein weiterer Stoff, an dessen Bildung die Niere beteiligt ist, ist das Vitamin D_3, wichtig für den Kalziumstoffwechsel und die Knochenbildung. Zwar besitzt der Mensch normalerweise zwei Nieren, eine einzige ist jedoch in der Lage alle diese Funktionen allein zu erfüllen.

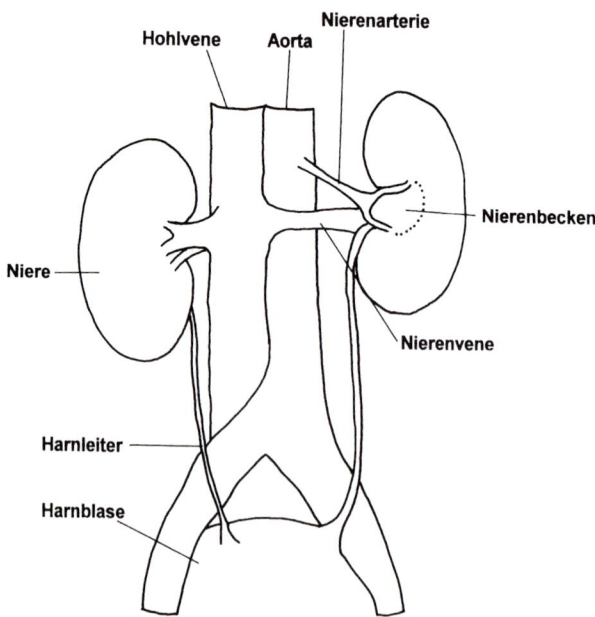

Abb. 9.1. Nieren und Harnorgane.

Klaus Berthold war 33 Jahre alt, als seine Krankheit begann. Von Beruf war er Schlosser. Seine Frau Maike war nach der Geburt des zweiten Sohnes Jan im Babyjahr, der ältere Sohn Michael 3 Jahre alt und ging bereits in den Kindergarten. Vor einiger Zeit hatten Maike und Klaus Berthold begonnen, auf dem Grundstück von Maikes Eltern ein Haus zu bauen. Für alle war dies eine ziemliche Belastung, weil viel in Eigenarbeit fertiggestellt wurde. Klaus Berthold fühlte sich seit längerer Zeit schon schlapp, er führte seine Müdigkeit aber auf die Belastungen von Hausbau und Arbeit zurück und versuchte, sich nichts anmerken zu lassen. Als eines Abends seine Frau bemerkte, daß er geschwollene Knöchel hatte, überredete sie ihn, sich bei der Hausärztin doch einmal untersuchen zu lassen. Diese konnte bei der Untersuchung außer den geschwollenen Knöcheln erst zwar nichts auffälliges finden, war jedoch besorgt, weil einige Nierenwerte im

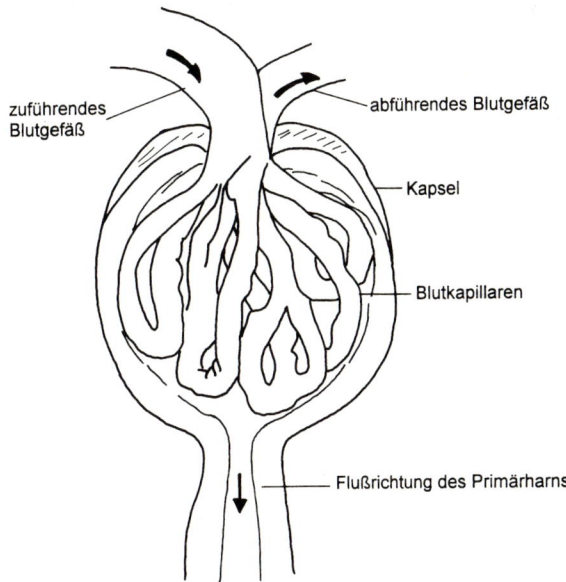

Abb. 9.2. Das Glomerulum.

Blut von Klaus Berthold und auch der Urin in seiner Zusammensetzung verändert waren. Deshalb hielt sie weitere Untersuchungen im Krankenhaus für sehr wichtig, um herauszufinden, warum Herrn Bertholds Nieren nicht mehr richtig funktionierten.

Warum die Nieren versagen

Eine Vielzahl von Erkrankungen auf jeder Stufe des oben beschriebenen Filtersystems kann zum Nierenversagen führen.

Am häufigsten (mehr als 50 %) sind Erkrankungen der Nierenkörperchen (Glomerulopathien), bei denen der Filter an sich defekt ist. Sie sind zum Teil Folge von Immunreaktionen z.B. auf bestimmte Infektionen mit Bakterien (z.B. Streptokokken), können bei Zuckerkranken oder auch bei Menschen mit Bluthochdruck auftreten. Bei dem größten Teil der Glomerulopathien allerdings ist der Auslöser unbekannt.

Ist das System eine Stufe weiter unten geschädigt, spricht man von »tubulären« oder »interstitiellen Nephropathien«, deren häufigste Ursachen die Nierenbeckenentzündung (Pyelonephritis) und der Harnstau in den ableitenden Harnwegen, z.B. durch Nierensteine, aber auch durch angeborene Fehlbildungen sind. Insgesamt sind von diesen Erkrankungen etwa 20 % der Patienten mit Nierenversagen betroffen.

Eine Sonderstellung nimmt unter den interstitiellen Nephropathien die Schädigung des Nierengewebes durch Schmerzmittel (Analgetikanephropathie) ein, zu der es nach langandauernder Einnahme bestimmter Schmerzmittel kommen kann (Phenacetin etc.), die aus medizinischer Notwendigkeit oder bei Medikamentenabhängigkeit eingenommen wurden.

Etwa 5 bis 10 % der Dialysepatienten leiden an einer angeborenen Erkrankung, bei der das Nierengewebe von kleinen flüssigkeitsgefüllten Bläschen (Zysten) durchsetzt wird. Meistens sind beide Nieren betroffen. Diese Zystennieren stellen meist im 6. Lebensjahrzehnt ihre Funktion ein. Die Erkrankung ist erblich, und etwa eines von 1000 Neugeborenen ist betroffen.

Alle diese Erkrankungen und eine Vielzahl mehr können zum endgültigen Nierenversagen (terminale Niereninsuffizienz) führen.

Im Krankenhaus wurden Klaus Berthold noch einmal viele Röhrchen mit Blut abgenommen, er mußte täglich Urin sammeln, jeden Tag wurde sein Gewicht festgestellt. Zusätzlich wurden viele Untersuchungen durchgeführt, mit so komplizierten Namen, daß Klaus Berthold sie abends kaum Maike wiederholen konnte. Schließlich erklärte ihm sein behandelnder Arzt, er vermute, daß die Nieren von Herrn Berthold durch eine Reaktion seines Immunsystems angegriffen würden, daß bei ihm wahrscheinlich eine Glomerulonephritis vorläge. Um jedoch sicher zu sein, müsse man mit einer Nadel unter örtlicher Betäubung eine kleine Gewebeprobe aus einer Niere nehmen und sie feingeweblich untersuchen lassen. Trotz der Angst, die er vor so einer Punktion hatte, stimmte Klaus Berthold zu. Es folgte eine Woche bangen Wartens auf das Ergebnis. Als es schließlich da war, bestätigte sich die Vermutung der Ärzte, daß er an einer chronischen Glomerulonephritis litt. Maike stellte als erste in einem gemeinsamen Gespräch die Frage, welche Folgen diese Diagnose für ihren Mann hätte. Die Antwort kam unerwartet. Vorsichtig erklärte der Stationsarzt ihnen, daß die Erkrankung wahrscheinlich weiter fortschreiten würde und die Nieren vielleicht ganz ihre Arbeit einstellen würden. Dann müßte die künstliche Niere die Aufgaben der eigenen übernehmen.

Folgen des Nierenversagens

Durch Entzündung können die Nierenkörperchen zerstört werden, infolgedessen werden gewissermaßen die Löcher im Filter größer. Eiweiße, die sich im Blut befinden und normalerweise nicht durch den Filter passen, werden jetzt ebenfalls in den Urin herausgefiltert (Proteinurie) und gehen so dem Körper verloren. Ihre Aufgabe im Blut ist es unter anderem, Flüssigkeit in den Blutgefäßen zu halten. Werden sie nun über die Niere ausgeschieden, tritt Wasser aus den Blutgefäßen in das Gewebe über, es kommt z.B. zu Wasseransammlungen in den Beinen oder auch den Augenlidern, also zu Ödemen. Wasser kann sich auch in der Lunge sammeln – ein Lungenödem entsteht – und so zu schwerer Atemnot führen. Durch die insgesamt verringerte Wasserausscheidung erhöht sich das Blutvolumen, und es kommt zum Bluthochdruck (Hypertonie).

Um den Eiweißmangel im Blut auszugleichen, steigen die Blutfettwerte an (Hyperlipoproteinämie).

Infolge der veränderten Blutzusammensetzung und Flußeigenschaften kommt es zu einem erhöhten Risiko der Bildung von Blutgerinnseln, zu Thrombosen.

Die Ausscheidung bestimmter Salze, insbesondere Kalium, aber auch von Abfallstoffen, z.B. Kreatinin und Harnstoff aus dem Eiweißstoffwechsel, funktioniert nicht mehr, und somit sammeln sich diese Stoffe im Blut an. Durch ein erhöhtes Kalium (Hyperkaliämie) kann es vor allem beim vorgeschädigten Herzen zu schweren Herzrhythmusstörungen bis hin zum Herzstillstand kommen.

Durch den veränderten Kalziumstoffwechsel mit Vitamin-D_3-Mangel können Knochenschmerzen verursacht werden, sogar Knochenbrüche entstehen.

Als Folge des Erythropoietinmangels werden weniger rote Blutkörperchen gebildet, es kommt zur Blutarmut (Anämie), durch die sich die Betroffenen schlapp und müde fühlen.

Das Endstadium des Nierenversagens schließlich wird als »Urämie« bezeichnet und endet tödlich, wenn es nicht behandelt wird.

Etwa eineinhalb Jahre, nachdem bei ihm die Diagnose »chronische Glomerulonephritis« gestellt worden war, mußte Klaus Berthold zum ersten Mal dialysiert werden. Bis dahin hatte er bereits nach bestimmten Diätregeln gelebt. Besonders schwer fiel es ihm, daß er keine Bananen mehr essen sollte. Weil er Probleme mit der körperlichen Arbeit als Schlosser hatte, war er in die Verwaltung der Firma, bei der er beschäftigt war, gewechselt und hatte eine Umschulung als Bürokaufmann begonnen. An einem Sonntag war er morgens schon kurzatmig aufgewacht, was sich die nächsten Tage noch verstärkte. Blutuntersuchungen ergaben, daß jetzt mit der künstlichen Blutwäsche begonnen werden mußte. Im Krankenhaus, wo die ersten Dialysen durchgeführt wurden, bekam er zunächst einen Katheter in eine Halsvene gelegt, später wurde in einer kleinen Operation ein »Kurzschluß« am Unterarm geschaffen, der sogenannte Shunt, aus dem später das Blut zur Dialyse entnommen werden sollte. Im Krankenhaus unterhielt sich Klaus Berthold auch mit anderen Dialysepatienten, die ihm von ihren Erfahrungen berichteten. Sein Leben würde er jetzt gründlich umstellen müssen, denn von nun an würde die Dialyse seinen Rhythmus bestimmen, dreimal pro Woche mindestens einen halben Tag. Er traf eine ältere Frau, die alle zwei Jahre Urlaub auf einer kanarischen Insel machte, obwohl auch sie Dialysepatientin war. Sie erzählte ihm von der Feriendialyse und gab ihm auch eine Adresse, wo er mehr darüber erfahren konnte. In seinem Zimmer lag ein anderer Patient mit einem Harnweginfekt, der vor 4 Monaten eine Niere transplantiert bekommen hatte. Er war der erste, der Klaus Berthold ausführlich über Nierentransplantationen erzählte.

Behandlung des Nierenversagens

Zwar endet die Urämie unbehandelt tödlich, heute ist jedoch eine Behandlung durch die künstliche Niere, die Dialyse möglich (Abb. 9.3–9.5). Eine weitere Möglichkeit ist die Blutwäsche über das Bauchfell, die sogenannte Peritonealdialyse (s. Abb. 9.6). Beide Möglichkeiten werden unten kurz erklärt. Zusätzlich muß von den Betroffenen eine strenge Diät eingehalten werden: Besonders muß darauf geachtet werden, daß in ihr wenig Kalium enthalten ist, verboten sind also Obst und Gemüsesäfte, Nüsse, Trockenobst, Bananen und Kartoffelprodukte. Da die Abbauprodukte von Eiweiß angehäuft werden, muß die Diät außerdem eiweißarm sein. Besonders belastend ist auch die Einschränkung der Trinkmenge, die genau eingehalten werden muß, um eine Überwässerung zu vermeiden. Der eventuell bestehende Bluthochdruck sowie die Erhöhung der Blutfette werden mit Me-

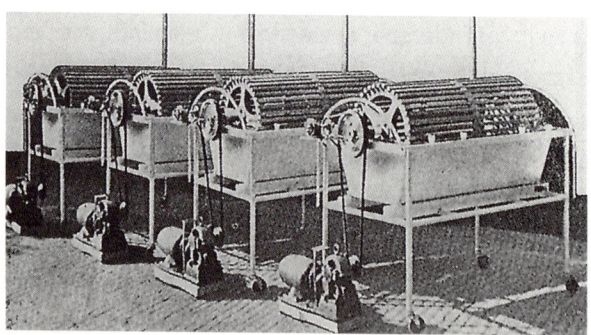

Abb. 9.3. Die ersten Dialysemaschinen wurden 1945 von Willem J. Kolff entwickelt.

dikamenten behandelt. Das zur Blutbildung benötigte Hormon Erythropoietin (EPO) wird – meist an Dialyse-tagen – mehrmals pro Woche unter die Haut gespritzt.

Die Dialyse

In Deutschland gibt es derzeit etwa 40000 Dialyse-patienten, also pro Million Einwohner 470. Mit der künstlichen Blutwäsche wird meist begonnen, wenn es zu bedrohlichen Symptomen kommt: Als Grenze gilt meist ein Harnstoff im Blut von über 20 bis 30 Millimol pro Liter und ein Kreatinin von über 500 bis 600 Mikromol pro Liter. Allerdings gibt es hier verschiedene Einheiten, nicht alle Labors verwenden die gleichen.

Kalium wird gefährlich, wenn es im Blut in Kon-zentrationen von mehr als 6 Millimol pro Liter vorliegt. Auch eine Überwässerung kann Anlaß zum Beginn der

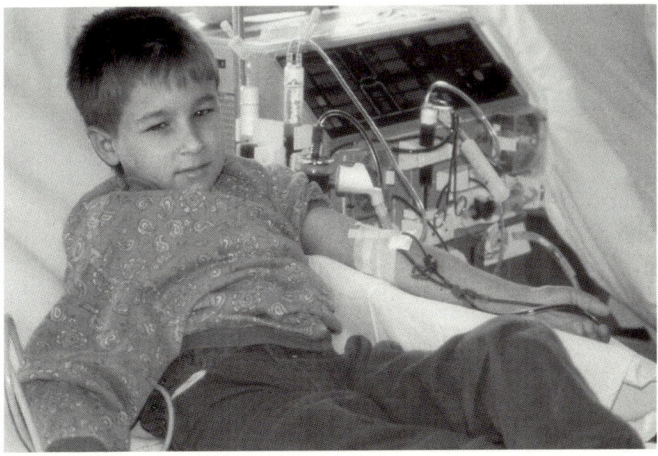

Abb. 9.4. Chronisch nierenkranker Junge bei der Hämodialy-se in der KFH-Kinderdialyse in Essen.

Dialysebehandlung sein. Liegt nun ein chronisches Nierenversagen vor, muß entschieden werden, welche Dialyseform für die betroffene Person am besten sein wird: Hämodialyse oder Peritonealdialyse.

Das am häufigsten angewandte Verfahren zur Blutwäsche ist die Hämodialyse. Für diese Behandlung muß der Patient seinen Alltag völlig umstellen. Von nun an muß er meist dreimal pro Woche in das Dialysezentrum kommen. Eine Hämodialyse dauert etwa 3 bis 5 Stunden.

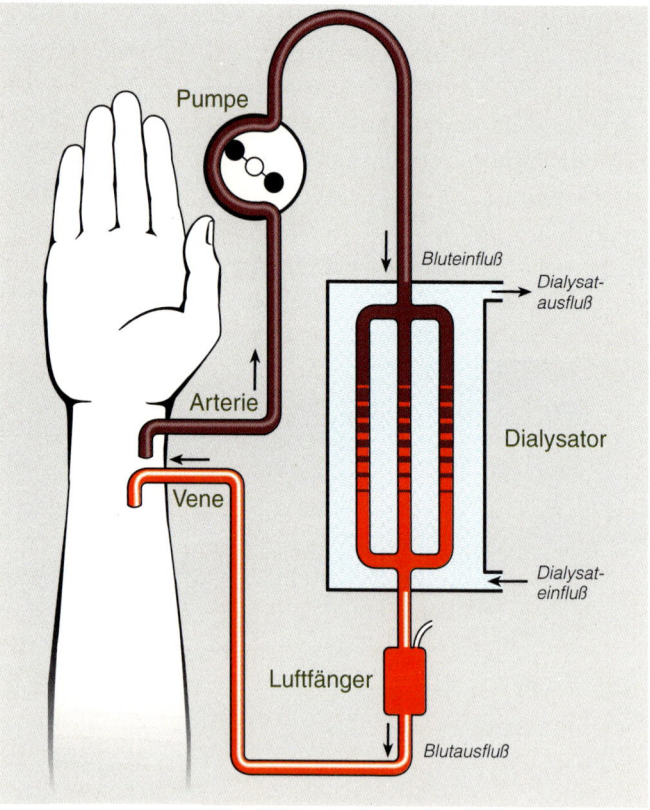

Abb. 9.5. Bei der Hämodialyse wird das Blut durch einen externen Filter geleitet.

Hier wird das Blut des Patienten durch die künstliche Niere geleitet, in der sich vereinfacht eine Art Filter befindet, der die giftigen Stoffe und das überschüssige Wasser herausfiltert. Um genügend Blut durch die Maschine leiten zu können, braucht man ein leicht zugängliches Blutgefäß, durch das in kurzer Zeit viel Blut fließt. Dieses kann in einer kleinen Operation künstlich geschaffen werden. Daher wird eine Kurzschlußverbindung (Shunt) zwischen einer oberflächlichen Arterie und einer Vene, meist am Unterarm, angelegt. Die Behandlung wird allerdings vor allem von älteren Menschen zum Teil schlecht vertragen. Besonders die Flüssigkeitsschwankungen – alle 3 Tage wird dem Körper viel Wasser entzogen – können den Betroffenen zu schaffen machen: Es kann zu Kopfschmerzen, Übelkeit und allgemeiner Müdigkeit kommen (Dysäquilibriumsyndrom).

Unter bestimmten Umständen kann die Behandlung mit der Maschine auch beim Patienten zu Hause durchgeführt werden (Heimhämodialyse). Hierfür ist allerdings ein darin geschulter Partner notwendig, der in kritischen Situationen eingreifen kann.

Im Gegensatz zur Hämodialyse benötigt man zur Bauchfelldialyse (Peritonealdialyse = PD) keine Maschine. Bei dieser Methode dient das Bauchfell als Filter. Dialyseflüssigkeit wird in die Bauchhöhle eingefüllt, wo sie mehrere Stunden verbleibt. Während dieser Zeit treten die Giftstoffe über das Bauchfell in die Flüssigkeit über. Anschließend wird die Dialyseflüssigkeit mit den darin enthaltenen Giftstoffen gegen neue ausgetauscht (Abb. 9.6). Eine Operation ist allerdings auch für diese Behandlung notwendig: Ein Schlauch (PD-Katheter) wird mit einem Ende in die Bauchhöhle eingebracht. Das andere Ende ermöglicht es, die Dialyseflüssigkeit in die Bauchhöhle einzufüllen. In der Regel wird die Peritonealdialyse zu Hause durchgeführt als sogenannte kontinuierliche ambulante Peitonealdialyse (CAPD). Dies bedeutet, daß sich ständig Dialyseflüssigkeit in der Bauchhöhle befindet, die etwa viermal pro Tag durch den Patienten selbst gewechselt werden muß. Dieser Wechsel sollte unter möglichst keimfreien (sterilen) Bedingungen erfolgen, weil sonst mit der Flüssigkeit Keime in die Bauchhöhle geraten und dort eine Bauchfellentzündung (Peritonitis) hervorrufen können. Ein solcher Wechsel dauert etwa eine halbe Stunde und ist überall möglich, wo es die hygienischen Verhältnisse erlauben. So ist der Patient durch diese Form der Dialyse in seiner Lebensqualität erheblich weniger eingeschränkt als durch die Hämodialyse. Außerdem

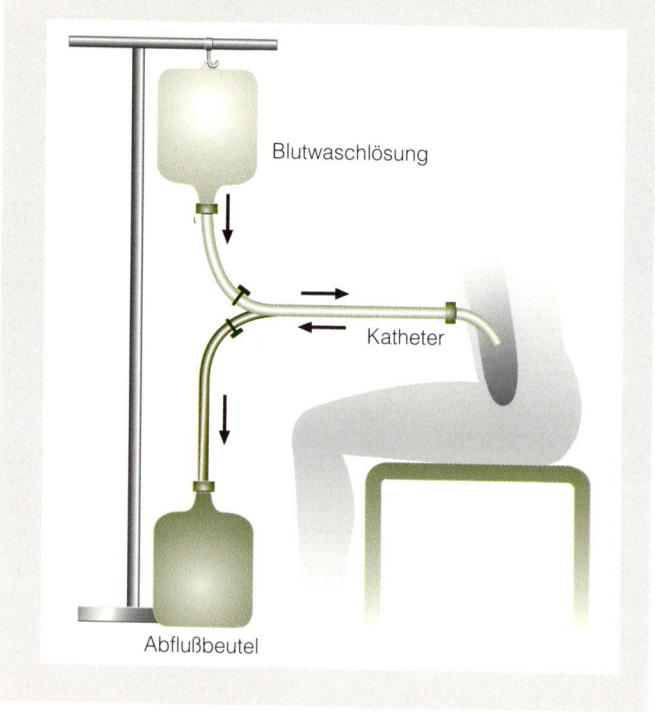

Abb. 9.6. Bei der Peritonealdialyse dient das Bauchfell als Filter.

sind die Flüssigkeitsschwankungen nicht so stark, weil die Behandlung kontinuierlich durchgeführt wird, auch das Kalium kann besser entfernt werden. Die Diätvorschriften und die Trinkmengenbegrenzung müssen also nicht ganz so streng eingehalten werden. Wesentlicher Nachteil dieser Methode ist die Infektionsgefahr über den Katheter, über den es zur Bauchfellentzündung (Peritonitis) kommen kann. Außerdem erfordert sie viel Eigenständigkeit und Verantwortungsbewußtsein.

Eine Sonderform ist die kontinierliche zyklische Peritonealdialyse (CCPD), bei der der Patient noch mobiler ist. Hier werden nachts, während der Patient schläft, mehrere Beutel von einer Maschine (Cycler) automatisch gewechselt.

Für Patienten, die die Peritonealdialyse nicht eigenständig zu Hause durchführen können, bieten manche Zentren die intermittierende Peritonealdialyse (IPD) an, die dann dreimal pro Woche für 10 bis 12 Stunden durchgeführt wird.

Die beste Behandlung allerdings, die es gegen das Nierenversagen gibt, ist eine neue Niere. Zwar wird das Leben an sich durch die Transplantation im Vergleich zur Dialyse nicht verlängert, die Lebensqualität wird jedoch deutlich verbessert, weil die Belastungen durch ständige Dialysetermine oder Beutelwechsel sowie Diätvorschriften wegfallen.

Noch während dieses Krankenhausaufenthaltes erkundigte sich Klaus, ob auch er für eine Transplantation in Frage käme. Dies wurde von seinen behandelnden Ärzten bejaht. Nach seiner Entlassung wurde er in das nächste Transplantationszentrum überwiesen. Allerdings waren es bis zum Termin noch einige Wochen, in denen er sich immer wieder fragte, ob er dort hinfahren sollte. Wollte er wirklich eine Nierentransplantation, die Niere eines Toten? Schließlich stellte er sich mit gemischten Gefühlen in der Transplantationsambulanz vor, seine Frau begleitete ihn. Sie erfuhren, daß es mehrere Jahre dauern könnte bis eine passende Niere für ihn zur Verfügung stünde. Klaus verspürte beinahe Erleichterung, denn damit war die endgültige Entscheidung herausgeschoben. Nachdem in den nächsten Wochen noch einige notwendige Untersuchungen durchgeführt worden waren, wurde er auf die Warteliste zur Nierentransplantation aufgenommen. Mit seiner Frau und Freunden diskutierte er immer wieder die Frage, ob er die Niere eines Organspenders wirklich annehmen könnte und sollte. Jedesmal, wenn er die ständigen Dialysen kaum noch ertragen konnte, war er davon überzeugt. Andererseits verfolgte er, wie andere Nierentransplantierte eine Infektion oder eine Abstoßungsepisode durchmachten, sah ihre Angst, die Niere wieder zu verlieren und fragte sich, ob es das alles wirklich wert sei.

Vor eine andere wirklich schwere Entscheidung stellte ihn sein Bruder Dirk, der eines Tages mit einem Zeitungsartikel zu ihm kam. Darin wurde von der Möglichkeit berichtet, daß Verwandte eine Niere für ihre Angehörigen spenden könnten. Dirk habe lange mit den Eltern darüber gesprochen und hatte sich jetzt nach reiflicher Überlegung entschlossen, Klaus anzubieten, eine Niere für ihn zu spenden. Klaus wußte nicht recht, ob er sich über diesen Vorschlag freuen sollte. Er zweifelte wirklich, ob er dieses Opfer seines Bruder – denn als solches empfand er es – überhaupt annehmen könnte. Wieder folgten lange Gespräche in der Familie, in denen es Dirk beinahe gelang, Klaus zu überzeugen, daß es sich für ihn nicht um ein Opfer handeln würde, sondern um ein gern gegebenes Geschenk. Das nächste Mal fuhren sie gemeinsam zur Transplantationsambulanz. Viele Untersuchungen würden notwendig sein, um festzustellen, ob Dirks Niere für Klaus passend wäre, ob diese Nierenspende nicht ein zu hohes Risiko für Dirk wäre und ob sie technisch überhaupt machbar sei. Als sich im Laufe der Untersuchungen herausstellte, daß Dirk an einem erhöhten Blutdruck litt, der sich eventuell nach der Operation verschlimmern könnte und er deshalb nicht als Nierenspender für seinen Bruder in Frage käme, waren eigentlich alle Beteiligten erleichtert. Aber für Klaus begann nun wieder die zermürbende Zeit des Wartens.

Vor der Transplantation

Um zur Transplantation angemeldet zu werden, ergreift der Patient manchmal selbst die Initiative, manchmal wird ihm dieser Vorschlag von seinem Dialysearzt gemacht, der ihn dann im nächsten Transplantationszentrum vorstellen wird. Zunächst muß festgestellt werden, ob der Patient wirklich für eine Nierentransplantation in Frage kommt. Zum einen kann eine Grunderkrankung vorliegen, die in kurzer Zeit auch die neue Niere zerstören würde (bestimmte Glomerulonephritiden). Zum anderen kann der Patient an anderen schweren Erkrankungen leiden, die eine Operation für ihn zu risikoreich machen würden. Schwere Infektionen zum Beispiel schließen eine Transplantation aus. Insgesamt kämen aus rein medizinischer Sicht etwa 40 bis 50 % aller Dialysepatienten für eine Nierentransplantation in Frage, für die allerdings nicht genügend Spenderorgane zur Verfügung stehen.

Ist nun die Entscheidung zur Transplantationsanmeldung gefallen, sind noch bestimmte Zusatzuntersuchungen notwendig, die meist jedoch ambulant durchgeführt werden können. Hierzu gehört die Feststellung des HLA-Musters (s. Kap. 8), nach dem eine passende Niere gefunden werden kann.

Sind alle Voraussetzungen erfüllt, wird der Patient auf die Warteliste des Transplantationszentrums aufgenommen. Dieses bedeutet eine erhebliche Belastung. Von nun an muß er für das Zentrum jederzeit erreichbar sein. Plötzlich fühlt er sich in Konkurrenz zu Mitpatienten, die ebenfalls auf eine Spenderniere warten. Hinzu kommt die Sorge um den erfolgreichen Verlauf einer etwaigen Transplantation, die Angst vor einer Abstoßung, wie er sie schon bei Mitpatienten erlebt hat. Besonders belastend ist es, nach der Einbestellung wieder nach Hause geschickt zu werden, weil ein letzter immunologischer Test (Cross match, s. unten) doch Unverträglichkeiten gezeigt hat. Insgesamt ist mit einer Wartezeit von etwa 3 bis 4 Jahren zu rechnen.

Nach 2 Jahren und 7 Monaten war es für Klaus Berthold soweit. Er war gerade bei der Dialyse (»natürlich« dachte er, denn er hatte mittlerweile das Gefühl, sein ganzes Leben an der Dialyse zu verbringen, andererseits ermöglichte ihm diese Maschine das Überleben), als eine Dialyseschwester ihm eröffnete, daß er, wenn die Dialyse beendet sei, von hier direkt zur Transplantation in das Krankenhaus fahren würde. Seine Frau wolle einige Sachen zusammenpacken, die Kinder zu Freunden bringen und ihn dann hier treffen. Geistesabwesend, aber doch aufgeregt erlebte er die nächsten Stunden. Zuerst die Fahrt ins Krankenhaus, dann die endlosen Formalitäten, die offenbar auch für eine Transplantation nicht aufgeschoben wurden. Schließlich wurde er von einem Arzt, dessen Namen er gleich wieder vergessen hatte, untersucht und über die Operation informiert. Auch die Narkoseärztin kam, um ihn zu untersuchen. Zuerst konnte er bei all den Operationsvorbereitungen kaum einen klaren Gedanken fassen. Doch als er dann im Bett lag und darauf wartete, in den OP gebracht zu werden, überkam ihn wieder die Angst. Wenn nun doch etwas passierte? Er hatte sich nicht einmal von seinen Söhnen verabschiedet. Wenn die Niere nun doch nicht funktionierte? Wer mochte der Spender sein – ein Mann oder war es eine Frau? Er fragte einen der Ärzte, doch der durfte ihm darüber keine Auskunft geben. Wenigstens war seine Frau bei ihm.

Die Transplantation

Steht ein geeignetes Spenderorgan zur Verfügung, wird der Patient in die Klinik einbestellt und zur Operation vorbereitet. Er darf jetzt nicht mehr essen und trinken und wird noch einmal gründlich untersucht. Außerdem wird festgestellt, ob er vor der Operation noch dialysiert werden muß. Gleichzeitig läuft der letzte Verträglichkeitstest, das Cross match. Dies ist erst möglich, wenn sowohl der Empfänger als auch die Spenderniere in der Klinik angekommen sind. Ist das Cross match positiv, kann dieser Empfänger das Organ nicht erhalten, weil es abgestoßen würde.

Sind die Vorbereitungen abgeschlossen, kann in Vollnarkose die Operation durchgeführt werden (Abb. 9.7). Es wird grundsätzlich nur eine Niere eingepflanzt, weil eine einzelne funktionierende Niere völlig ausreicht. So kann ein Spender zwei dialysepflichtigen Menschen helfen. Die neue Niere wird nicht anstelle der eigenen

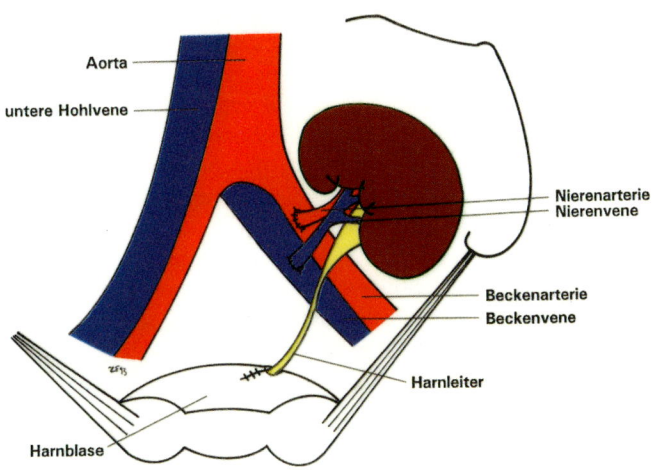

Abb. 9.7. Die Nierentransplantation.

Nieren plaziert, die meist nicht entfernt werden, sondern in den Unterbauch, außerhalb des Bauchfells (retroperitoneal). Über einen bogenförmigen Schnitt im rechten oder linken Unterbauch erhält der Chirurg Zugang zu allen für die Operation wichtigen Strukturen. Es müssen jetzt die Blutgefäße sowie der Harnleiter, die sich an der Spenderniere befinden, angeschlossen werden. Nierenarterie und Nierenvene werden an die hier gut zugänglichen Beckengefäße (Arteria iliaca und Vena iliaca) angeschlossen. Der Harnleiter wird direkt auf eine neugeschaffene Öffnung in der Blase genäht. Hier wird manchmal zum Schutz dieser Naht ein kleiner Schlauch zur Schienung eingelegt (J-Katheter, Pigtail, Ureterschiene). Ein weiterer Katheter liegt in der Blase und leitet den Urin nach außen ab, ebenfalls um zu vermeiden, daß zu Beginn Druck auf die empfindliche Naht zwischen Harnleiter und Blase gerät. Dieser Urindauerkatheter muß auch nach der Operation einige Tage in der Blase bleiben.

Klaus Berthold kam auf der Intensivstation nur langsam zu sich. Überall piepten irgendwelche Apparate, Lämpchen blinkten. Jemand kam, um nach ihm zu sehen, fragte, ob er Schmerzen habe, und sagte, daß die neue Niere bereits gut arbeitete. »Die neue Niere...«, dachte Klaus und schlief wieder ein. Nach 2 Tagen wurde er von der Intensivstation auf eine normale Station verlegt, wo sich fast nur transplantierte Patienten befanden. Die Niere arbeitete tadellos, er konnte es jedesmal kaum glauben, wenn er seine Nierenwerte erfuhr. Nachdem der Urinkatheter entfernt war, mußte er zwar dauernd auf die Toilette, aber das ging den meisten Patienten hier so. Man erklärte ihnen, daß die Blase schrumpft, wenn sie nicht immer wieder gefüllt wird. Nun müsse sich das Fassungsvermögen nach der Transplantation erst langsam wieder steigern.

Als seine Familie zu Besuch kam, erklärte er seinen Kindern, daß er nun nicht mehr an die Dialyse müsse, weil er eine neue Niere bekommen habe. Die Frage kam prompt:

Ob derjenige, der sie gegeben habe, die Niere denn nicht mehr brauche?

Nach zweieinhalb Wochen begannen Klaus Bertholds Nierenwerte wieder zu steigen, er bekam Fieber. Inzwischen hatte er gelernt, daß sich auf diese Weise eine Abstoßung äußern konnte. Er mußte immer wieder gegen die Panik ankämpfen. Schon jetzt nach zweieinhalb Wochen erschien es ihm geradezu unmöglich, wieder an die Dialyse zurückzukehren. Um sicherzugehen, daß wirklich eine Abstoßung vorlag, wurde eine Nierenbiopsie entnommen, die den Verdacht bestätigte. Noch am gleichen Abend bekam er seine erste Kortisonspritze, von denen er insgesamt 3 erhalten sollte. Am nächsten Morgen hatten sich die Werte noch einmal drastisch verschlechtert. Auf sein Nachfragen bekam er zur Antwort, daß man erst einmal die Wirkung der 3 Kortisonspritzen abwarten müsse. Tatsächlich besserten sich seine Werte nach 3 Tagen. Offenbar war das schlimmste überstanden. Doch ihm war deutlich geworden, daß nicht immer alles so glatt verlaufen würde, wie in den ersten Wochen.

Nach 4 Wochen wurde Klaus Berthold nach Hause entlassen.

Nach der Transplantation im Krankenhaus

Nach der Operation wird der Patient zunächst auf der Intensivstation überwacht. Zu den nach jeder Operation üblichen Maßnahmen kommen spezielle für transplantierte Patienten hinzu. Bei einigen Patienten setzt die Urinproduktion der neuen Nieren schon während der Operation ein, bei anderen erst im Laufe der ersten Woche. Es können noch mehrfache Dialysen notwendig sein. Komplikationen, die jetzt auftreten können, sind Verschlüsse der Blutgefäße (Thrombosen) des tranplantierten Organs sowie Blutungen aus den Anschlußstellen und

Undichtigkeiten aus der Anschlußstelle des Harnleiters an der Blase.

Bei Einsetzen der Urinproduktion darf der Patient erstmals wieder mehr als seine zu Dialysezeiten festgelegte Menge trinken. Oft ist die Niere zu Beginn noch nicht recht in der Lage, die Urinmenge zu drosseln, so daß im Extremfall 10 bis 15 l täglich ausgeschieden werden können. Dies reguliert sich jedoch bald. Wichtig ist, daß Gewicht, Trinkmenge und Urinmenge genau überwacht werden.

Ebenfalls nach der Operation muß mit der Einnahme von Medikamenten begonnen werden, die die Abwehr unterdrücken und so eine Abstoßung der Niere verhindern (Immunsuppression, s. Kap. 8). Hier gibt es je nach Funktion der Niere unterschiedliche Möglichkeiten. In der Regel wird entweder Ciclosporin oder Tacrolimus mit Kortison kombiniert eingenommen, zum Teil kommt noch Azathioprin hinzu. Diese Medikamente müssen von nun an lebenslang, bzw. solange die transplantierte Niere funktioniert, eingenommen werden.

Mit einer Abstoßung muß etwa ab der zweiten Woche, selten auch eher, gerechnet werden. Zeichen einer akuten Abstoßung können ein Abnehmen der Urinproduktion, ein Ansteigen der Nierenwerte (Kreatinin und Harnstoff) sowie Fieber und Schmerzen sein. Zur Diagnose einer Abstoßung kann die Entnahme einer kleinen Probe von Nierengewebe (Biopsie) mit einer Nadel notwendig sein, die anschließend feingeweblich untersucht wird. Die akute Abstoßung wird zunächst mit Kortison behandelt, das für mehrere Tage in hoher Dosis gespritzt wird. Auch eine Umstellung oder Erhöhung der Immunsuppression ist möglich. (s. Kap. 8). Der überwiegende Teil der Abstoßungen ist auf diese Weise gut behandelbar. Leider verlieren aber noch immer 10 bis 15 % der transplantierten Nieren innerhalb des ersten Jahres durch Abstoßung ihre Funktion.

Eine vorausgegangene Transplantation mit anschließendem Verlust der transplantierten Niere ist in aller Regel kein Hinderungsgrund für eine erneute Transplantation.

Der Krankenhausaufenthalt nach der Transplantation dauert in der Regel 3 bis 4 Wochen. In dieser Zeit treten die meisten Komplikationen auf und die Wahrscheinlichkeit einer Abstoßung ist am größten. Diese kann dann im Krankenhaus schnell erkannt und behandelt werden kann.

Das Leben danach

Nach der Entlassung aus dem Krankenhaus sind zunächst engmaschige Kontrollen durch den Hausarzt und das Transplantationszentrum erforderlich. Diese können später bei guter Nierenfunktion auf halbjähr-

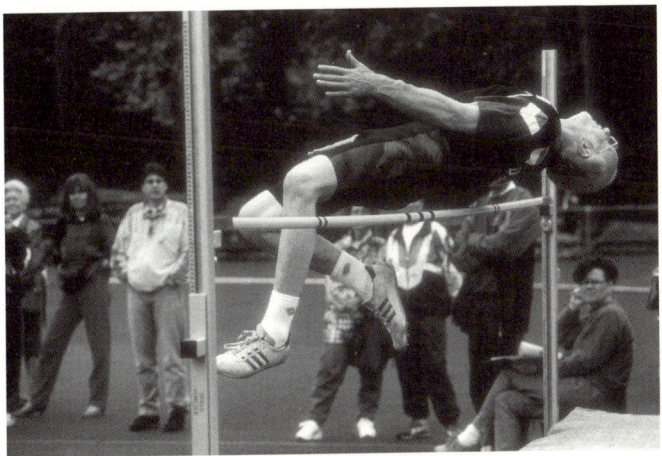

Abb. 9.8. Ein nierentransplantierter Patient beim Hochsprung während der deutschen Meisterschaften der Organtransplantierten in Neckarsulm 1995.

liche Vorstellungen im Transplantationszentrum reduziert werden.

Abgesehen von diesen Besuchen und der Einnahme
der immunsuppressiven Medikamente und den damit
verbundenen Nebenwirkungen (s. Kap. 8) können nierentransplantierte Patienten ein relativ normales Leben
führen. Sie können ihren Beruf wieder aufnehmen, Sport
treiben, normal essen und trinken (Abb. 9.8).

Nierentransplantierte Frauen können ohne großes
Risiko schwanger werden und gesunde Kinder zur Welt
bringen, was unter der Dialysebehandlung nur schwer
möglich ist.

Etwa ein halbes Jahr nach der Transplantation konnte
Klaus Berthold seine Arbeit als Bürokaufmann in seiner
ehemaligen Firma wieder aufnehmen. Seine erste Ur-
laubsreise im folgenden Jahr war ein Aufenthalt in den
Alpen, wo er bereits wieder die ersten Bergtouren unter-
nehmen konnte.

10 Bauchspeicheldrüse

Für die Transplantation der Bauchspeicheldrüse (Pankreas) gibt es zwei verschiedene Verfahren, auf die im folgenden genauer eingegangen werden soll: Entweder kann die Bauchspeicheldrüse als Ganzes (meist zusammen mit einer Niere) oder es können nur die insulin-produzierenden Inselzellen transplantiert werden. 1994 wurden in Deutschland bei 3 Patienten einzelne Bauchspeicheldrüsen und bei 46 Patienten die Bauchspeicheldrüse kombiniert mit einer Niere transplantiert. 5 Patienten erhielten Inselzellen. Auf der Warteliste befanden sich demgegenüber noch 161 Patienten.

Die Bauchspeicheldrüse und ihre Aufgaben

Die Bauchspeicheldrüse (Pankreas) befindet sich im Mittelbauch, wo sie quer vom Zwölffingerdarm, der einen Bogen um den Kopf (Caput) des Organs bildet, nach links bis zur Milz zieht (Abb.10.1). Sie wiegt etwa 110 g. Der hier gebildete Bauchspeichel fließt in einem Gang an seinen Einsatzort, den Zwölffingerdarm, wo er gemeinsam mit dem Gallengang mündet.

Die Bauchspeicheldrüse hat Aufgaben in zwei wichtigen Bereichen:

- Zum einen spielt der Bauchspeichel eine wichtige Rolle bei der Verdauung,
- zum anderen bildet die Bauchspeicheldrüse Hormone, die den Zuckerstoffwechsel des Körpers regeln.

Verdauung

Die Bauchspeicheldrüse bildet täglich etwa 1 bis 1,5 l Bauchspeichel, der in den Zwöffingerdarm (Duodenum) abgegeben wird. Signal zur Abgabe von Bauchspeichel ist das Eintreffen von Speisebrei aus dem Magen. Durch die darin enthaltene Magensäure ist der Mageninhalt so sauer, daß er der Darmschleimhaut auf die Dauer schaden könnte. Deshalb enthält der Bauchspeichel viel Bikarbonat, das den sauren Mageninhalt neutralisiert.

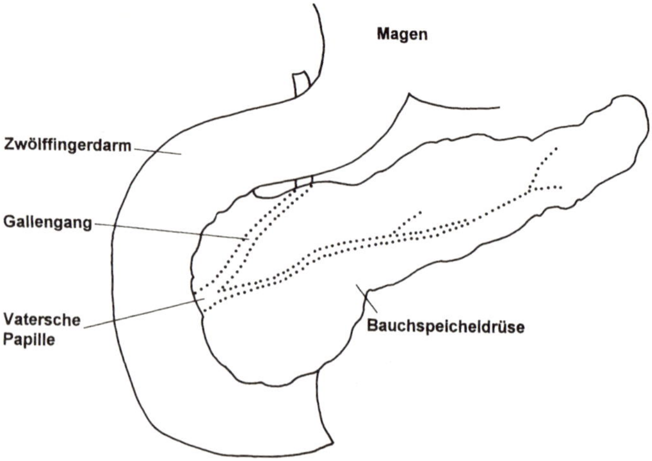

Abb. 10.1. Schema der Bauchspeicheldrüse.

Der andere Bestandteil des Bauchspeichels sind Verdauungsenzyme, deren Aufgabe das Aufschließen von Eiweißen und Fetten ist, die der Körper sonst nicht aus der Nahrung aufnehmen könnte. Die eiweißspaltenden Enzyme werden in inaktiver Form abgegeben und erst im Darm aktiviert, um zu verhindern, daß sie körpereigenes Gewebe, das ja auch aus Eiweiß besteht, angreifen.

Bikarbonat und Verdauungsenzyme werden von den Drüsenzellen der Bauchspeicheldrüse produziert. Dabei hat die Bauchspeicheldrüse große Reserven: 10 % funktionsfähiges Bauchspeicheldrüsengewebe reichen für eine normale Verdauung aus.

Bei weniger kommt es zu Verdauungstörungen (Maldigestion). Vor allem fetthaltige Nahrung kann dann nicht verdaut werden, sie wird nur schlecht vertragen. Durch die Mengen unverdauten Fettes wird der Stuhl voluminös und übelriechend. Es kommt zur Gewichtsabnahme und zu Mangelerscheinungen.

Zu einem Ausfall dieser sogenannten exokrinen Funktion der Bauchspeicheldrüse kann es durch akute oder chronische Bauchspeicheldrüsenentzündungen (Pankreatitis), selten auch durch Krebs kommen, worauf hier jedoch nicht eingegangen werden soll, weil diese Erkrankungen für eine etwaige Transplantation nicht von Bedeutung sind. Zur Behandlung der Verdauungsstörungen können die nötigen Bestandteile des Bauchspeichels mit der Nahrung als Medikament eingenommen werden.

Blutzuckerregulation

In das Drüsengewebe der Bauchspeicheldrüse, das den Bauchspeichel produziert, liegen eingestreut Inseln hormonproduzierender Zellen (Langerhans-Inseln), die nur etwa 1 % der Organmasse ausmachen. Diese Inseln geben ihr Produkt nicht an den Darm, sondern an das Blut ab. Die Inseln bestehen aus 3 verschiedenen Zellsorten, die jeweils unterschiedliche Hormone herstellen:

- Die A-Zellen produzieren das Hormon Glukagon,
- die B-Zellen das Insulin (60 % der Inselzellen) und
- die D-Zellen Somatostatin.

Bei hohem Blutzucker, also direkt nach Nahrungsaufnahme, wird vermehrt Insulin ausgeschüttet. Insulin hilft, den plötzlich kurzfristig in großen Mengen im Blut auftauchenden Zucker zu verarbeiten und zu speichern. Es bewirkt die Aufnahme des Zuckers aus dem Blut in die Körperzellen und den Umbau in Speicherformen (Glykogen und Fett), so daß der Blutzucker wieder sinkt. Vor allem Muskelzellen benötigen Insulin zur Zuckeraufnahme. Steht zu wenig Insulin zur Verfügung, müssen sie ihre Energie statt aus Zucker aus Fett beziehen. Insulin hemmt außerdem den Abbau von Fett.

Glukagon ist der Gegenspieler des Insulin. Es hilft dem Körper bei zu niedrigem Blutzuckerspiegel (Hypoglykämie), z.B. bei langen Pausen zwischen den Mahlzeiten, schnell wieder Zucker bereitzustellen. Dies ist besonders wichtig, weil Nervenzellen, wie z. B. das Gehirn, ihre Energie ausschließlich aus Zucker beziehen. Steht dieser nicht zur Verfügung, kann es sogar zur Bewußtlosigkeit kommen. Eine beginnende Unterzuckerung kennt fast jeder aus eigener Erfahrung: man wird unkonzentriert und zittrig. Glukagon fördert die in dieser Situation wichtige Zuckerfreisetzung aus Speicherformen.

Somatostatin hemmt nicht nur Wachstumshormone, sondern auch die Ausschüttung von Insulin und Glukagon. Es verhindert so zu starke Schwankungen des Blutzuckerspiegels.

Funktioniert die Ausschüttung von Insulin nicht ausreichend, kommt es zur Zuckerkrankheit (Diabetes mellitus).

Zuckerkrankheit (Diabetes mellitus)

Einteilung der Zuckerkrankheit

Dies ist ein Sammelbegriff für verschiedene Erkrankungen, bei denen die Insulinausschüttung vermindert ist.

In den westlichen Industrieländern ist der Typ II am häufigsten, zu dem es vor allem im Alter bei Überernährung und Übergewicht kommt. Die B-Zellen sind dabei durch dauernde Überarbeitung so ausgelaugt, daß sie ihre Arbeit fast einstellen. Meist ist der Blutzucker bei dieser Form mittels Diät und Medikamenten, die die Insulinausschüttung steigern, später auch mit Insulin gut einstellbar. Patienten mit einem Typ-II-Diabetes kommen in der Regel nicht für eine Transplantation in Betracht.

Beim Typ-I-Diabetes dagegen wird immer Insulin zur Blutzuckereinstellung benötigt. Bei dieser Form werden bereits in jungen Jahren die B-Zellen durch Antikörper, die der Körper irrtümlich bildet, zerstört, so daß sich die Erkrankung meist im Jugend- bis jungen Erwachsenenalter, z.T. schon im Kindesalter, manifestiert.

Durch den Insulinmangel steigt der Blutzuckerspiegel enorm an, weil der Zucker nicht mehr verwertet werden kann. Deshalb hungern kurioserweise die Zellen, obwohl im Blut zuviel Zucker vorhanden ist. Sie müssen deshalb auf die Fettreserven zurückgreifen, weshalb es zum Gewichtsverlust kommt.

Ein Teil des Blutzuckers wird über die Niere in den Urin ausgeschieden (der Urin wird süß, daher der Name der Krankheit: mel bedeutet Honig). Der im Urin enthaltene Zucker bindet aber auch Wasser, das so vermehrt ausgeschieden wird. Es kommt also zu vermehrtem Wasserlassen und starkem Durst. Gleichzeitig sind die Patienten schlapp und müde, sie leiden an Juckreiz und oft auch an Infektionen der Haut mit Bakterien oder Pilzen.

Akute Komplikationen der Zuckerkrankheit

Zuckerkranke sind durch zwei Formen der Bewußtlosigkeit besonders gefährdet. Das diabetische Koma entwickelt sich langsam, vor allem zu Beginn der Krankheit, wenn noch keine Blutzuckereinstellung erfolgt ist oder wenn ein bereits eingestellter Patient einen erhöhten Insulinbedarf hat, z.B. bei Infektionen. Der Blutzucker ist stark erhöht. Durch den Wasserverlust ist der Patient ausgetrocknet. Es kann zum Nierenversagen kommen.

Bei bereits eingestellten Diabetikern kann es zur Unterzuckerung (Hypoglykämie) kommen. Ursache dafür kann eine Überdosierung von Insulin sein oder die ungenügende Nahrungsaufnahme nach bereits erfolgter Insulingabe. Eine Unterzuckerung entwickelt sich schnell. Der Patient spürt Heißhunger, fühlt sich zittrig, unruhig und bekommt Herzrasen und Schweißausbrüche. Schließlich kann eine Unterzuckerung zur Bewußtlosigkeit führen. Bei Einsetzen der Unterzuckerung muß der Patient schnell Traubenzucker zu sich nehmen. Aber ein Teil der Diabetiker spürt den Beginn einer solcher Unterzuckerung nicht. Insbesondere diese Diabetiker kommen für eine Transplantation in Frage, um weitere für sie lebensgefährliche Hypoglykämien zu verhindern.

Langfristige Komplikationen der Zuckerkrankheit

Die erst nach längerer Zuckerkrankheit auftretenden Folgen werden durch Veränderungen der Blutgefäße verursacht, wodurch die Blutversorgung verschiedener Organe beeinträchtigt wird. So kommt es häufig zur Arterienverkalkung, die Herzinfarkte und Schäden der Füße zur Folge haben kann. Durch Veränderungen der kleinen Gefäße kann die Netzhaut des Auges geschädigt werden (diabetische Retinopathie), was sogar zur Erblindung führen kann. Auch Nervenveränderungen (diabetische Neuropathie) sind Folge der Gefäßschäden. Sie äußern sich durch Taubheit z.B. in den Füßen. Die Nieren können bis hin zum Nierenversagen geschädigt werden. Bei diesen Patienten kann eine Transplantation der Bauchspeicheldrüse mit einer Nierentransplantation kombiniert werden.

Generelle Überlegungen zur Bauchspeicheldrüsentransplantation

In bezug auf die Transplantation der Bauchspeicheldrüse müssen einige zusätzliche generelle Überlegungen angestellt werden, bevor dieses Verfahren angewandt wird. Würde nur die Bauchspeicheldrüse transplantiert, z.B. bei gut eingestellten Diabetikern, ist die Risiko-Nutzen-Abwägung heute noch problematisch. Diese Patienten sind durch ihre Erkrankung zwar eventuell in ihrer Lebensqualität beeinträchtigt, jedoch nicht akut lebensgefährdet. Hier stellt sich die Frage, ob die spätere Insulinunabhängigkeit das Risiko einer Transplantation und die mit ihr verbundenen Gefahren, z.B. der lebensgefährlichen Entzündung der transplantierten Bauchspeichel-

drüse, und die lebenslange Einnahme von abstoßungshemmenden Medikamenten aufwiegt. Deshalb wurden
bisher meist Patienten mit durch die Zuckerkrankheit
verursachtem Nierenversagen gleichzeitig Niere und
Bauchspeicheldrüse eingepflanzt. Ebenfalls transplantiert
wurden Problempatienten, deren Leben z.B. dadurch,
daß sie schnell eintretende Unterzuckerungen nicht be-
merken, immer wieder bedroht ist.

Leider blieb bisher weitgehend ungeklärt, ob durch
eine Transplantation die gefürchteten Spätfolgen der
Zuckerkrankheit verhindert werden können. Erste Untersuchungen berichten z.B. über keine Erfolge bei der
diabetischen Retinopathie. Allerdings sind die Transplantationen in diesen Untersuchungen relativ spät erfolgt, nachdem schon deutliche Schäden aufgetreten waren. Es bleibt zu klären, ob eine Transplantation nach nur
kurzer Krankheitsdauer vielleicht doch Spätkomplika-
tionen mildern könnte.

▨ Vorbereitungen zur Transplantation

Für eine Transplantation der Bauchspeicheldrüse
kommen also Patienten mit einem Typ-I-Diabetes in Frage, insbesondere, wenn sie an einem zusätzlichen Nierenversagen oder an schwer in den Griff zu bekommenden
Unterzuckerungen leiden.

Wie bei anderen Transplantationsformen auch,
muß vorher abgeklärt werden, ob der Patient an zusätzlichen Erkrankungen leidet, die ihn von einer Transplantation ausschließen oder die vorher noch behandelt werden
sollten.

Danach kann die betroffene Person bei Eurotransplant meist zur kombinierten Bauchspeicheldrüsen-Nie-
ren-Transplantation angemeldet werden.

Die Transplantation

Stehen geeignete Organe zur Verfügung, wird der Patient in die Klinik einbestellt und zur Operation vorbereitet. Beide Organe werden dem gleichen Spender entnommen und direkt nacheinander eingepflanzt (Abb. 10.2).

Das Ziel der Transplantation ist die Wiederherstellung der Insulinproduktion, nicht aber der Gesamtfunktion der Bauchspeicheldrüse. Die eigene Bauchspeicheldrüse des Empfängers bleibt an ihrem Platz. Weil Insulin an das Blut und nicht an den Darm abgegeben wird, muß die transplantierte Bauchspeicheldrüse nicht unbedingt an den Darm angeschlossen werden.

Trotzdem muß entweder die entstehende Flüssigkeit abgeleitet oder ihre Entstehung verhindert werden.

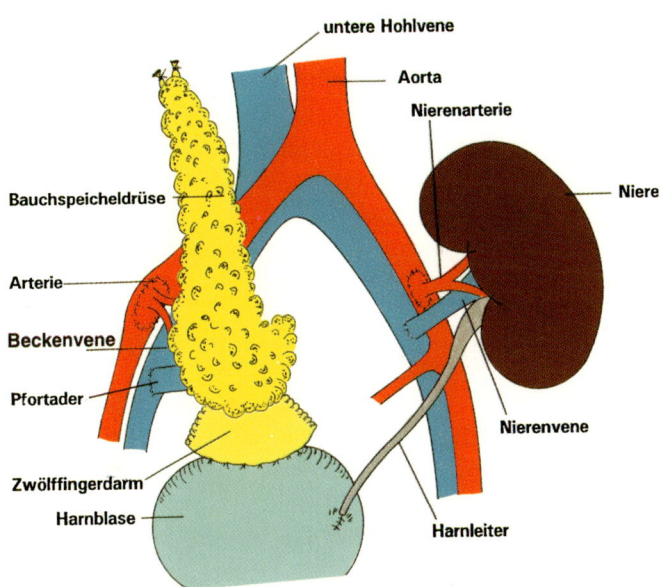

Abb. 10.2. Bauchspeicheldrüsentransplantation mit Duodenozystostomie.

Zur Ableitung des Sekrets gibt es zwei verschiedene Verfahren. Bei beiden wird bei der Organentnahme mit der Bauchspeicheldrüse in einem Stück auch ein Teilstück des Zwölffingerdarms des Spenders entnommen, so daß der Ausführungsgang der Bauchspeicheldrüse mit seiner Öffnung in den Darm in einem Stück bestehen bleibt, denn das Darmstück kann leichter mit den ableitenden Strukturen verbunden werden als der zarte Gang. Je nach Methode unterscheidet sich auch der als Zugang gewählte Hautschnitt, der entweder in der Mitte des Bauches oder wie bei der Nierentransplantation im Unterbauch durchgeführt wird.

Bei dem am häufigsten angewandten Verfahren wird der an den Enden verschlossene Zwölffingerdarmabschnitt seitlich mit der Blase verbunden, so daß das Sekret mit dem Urin über die Blase abfließen kann. Die Bauchspeicheldrüse selbst kann bei diesem Verfahren in die Bauchhöhle hinein plaziert werden. Allerdings ist auch eine Position außerhalb der Bauchhöhle möglich, wie bei der Nierentransplantation. Dann wird der Hautschnitt bogenförmig auf dem Unterbauch vorgenommen. Die Blutgefäße der neuen Bauchspeicheldrüse werden bei beiden möglichen Plazierungen an die Beckengefäße angeschlossen. Zuerst wird die Pfortader (Vena portae) auf die Beckenvene (Vena iliaca), dann in der Regel der Aortenpatch auf die Beckenarterie genäht. Erst jetzt wird der Anschluß des Darmes vorgenommen.

Die andere Möglichkeit, den ungestörten Abfluß des Pankreassaftes zu gewährleisten, entspricht dem normalen Verdauungsablauf. Hierfür wird der Bauch in der Mittellinie eröffnet. Die Pfortader wird in diesem Fall zuerst mit der unteren Hohlvene (Vena cava inferior) verbunden, dann der Aortenpatch z. B. mit der Beckenarterie. Das Teilstück des Zwölffingerdarms wird seitlich mit dem Dünndarm des Patienten verbunden. So kann der Bauchspeichel seinen normalen Weg nehmen.

Im Anschluß an die Transplantation der Bauchspeicheldrüse wird die Niere eingepflanzt. Sie wird auf die der Bauchspeicheldrüse gegenüberliegende Körperseite transplantiert. Nach der Transplantation wird der Patient auf der Intensivstation überwacht.

Nach der Transplantation im Krankenhaus

Obwohl die Bauchspeicheldrüse kurz nach dem Wiederanschluß an die Blutversorgung mit der Insulinproduktion beginnen kann, wird oft noch für einige Zeit die Gabe von Insulin notwendig sein, um das Organ nicht zu überfordern.

Nach der Operation gilt die besondere Aufmerksamkeit bei der Überwachung des Patienten vor allem der Funktion der neugeschaffenen Gefäßanschlüsse, den Anastomosen.

An den Anastomosen der Gefäße können Blutungen auftreten. Speziell bei der Pankreastransplantation kann es zur Bildung von Blutgerinnseln (Thrombosen) kommen, weil die Flußgeschwindigkeit in diesen Gefäßen geringer ist als in anderen Transplantatgefäßen. Deshalb verklumpt das Blut hier schneller. Der Blutfluß in den Gefäßen kann mittels Ultraschall (Dopplersonographie) untersucht werden. Zur Thrombosevorbeugung können Mittel zur Blutverdünnung gegeben werden.

Undichtigkeiten der Naht am Zwölffingerdarm können bei Austritt von Bauchspeichel schwerwiegende Folgen haben, weil das umliegende Gewebe durch die Verdauungsenzyme angedaut wird.

Pankreatitis

Im Blut wird regelmäßig die Konzentration eines Pankreasenzyms, der Amylase, bestimmt. Sie steigt bei allen Patienten nach der Operation an, kann aber bei starkem Anstieg Zeichen einer Entzündung der Bauchspeicheldrüse sein (Pankreatitis). Das Risiko einer solchen Entzündung steigt mit der Länge der Zeit, die das Organ zwischen Entnahme und Transplantation ohne Duchblutung war (kalte Ischämiezeit). Die Entzündung tritt meist ab der ersten Woche auf. Bei einer Pankreatitis werden aktivierte Verdauungsenzyme freigesetzt, die dann statt Nahrungsbestandteile Teile des Organs selbst und des umliegenden Gewebes zerstören können. Obwohl aufgrund der Durchtrennung der zugehörigen Nerven keine Schmerzen im transplantierten Organ empfunden werden können, kommt es zu Bauchschmerzen, wenn körpereigenes Gewebe angegriffen wird. Außerdem kann es zu Übelkeit und Erbrechen, zu Fieber und Kreislaufstörungen kommen.

Während der Pankreatitis darf der Patient weder essen noch trinken und wird deshalb durch Tropfinfusionen ernährt, bis die Entzündung abgeklungen ist. Im Fall einer schweren Pankreatitis, die lebensgefährlich sein kann, kann die Entfernung des Transplantats notwendig werden.

Abstoßung

Die Diagnose der Abstoßung ist bei Pankreastransplantaten besonders schwierig. Zwar kann die Funktion der transplantierten Bauchspeicheldrüse anhand der Blutzuckerwerte überwacht werden. Leider ist der Blutzucker aber kein guter Parameter, um eine Abstoßung festzustellen. Der Blutzucker steigt erst an, wenn schon etwa 90 % der Inselzellen zerstört sind. Eine Erhöhung der Pankreasamylase kann Hinweis auf eine beginnende Abstoßung sein. Wurde der Zwölffingerdarm mit der Blase verbunden, kann auch die Amylase im Urin Auskunft über die Funktionsfähigkeit des Organs geben. Zusätzliche hilfreiche Untersuchungen sind Ultraschall, eventuell auch Kontrastmitteldarstellungen der Gefäße des Organs (Angiographie). Am sichersten kann die Diagnose durch eine Punktion der Bauchspeicheldrüse mit Gewebeentnahme (Biopsie) gestellt werden. Eine solche Biopsie ist allerdings wegen der Lage des Organs im Bauchraum nicht immer einfach durchzuführen. Die Behandlung einer Abstoßung erfolgt wie in Kap. 8 beschrieben.

Spezielle Folgen kann der Anschluß des Zwölffingerdarms an die Blase haben. Manche Patienten neigen nach der Transplantation zu Harnweginfektionen oder zu Harnröhrenentzündungen. Wenn diese nicht mehr mit Medikamenten zu behandeln sind, kann es notwendig werden, den Anschluß von der Blase an den Darm umzulegen.

▨ Das Leben danach

Wie andere Transplantationspatienten auch, werden die Patienten nach der Pankreastransplantation gemeinsam von Hausarzt und Transplantationszentrum betreut. Direkt nach der Entlassung sollten sich die Patienten mehrmals wöchentlich beim Arzt vorstellen, später können die Besuche reduziert werden. Viertel- bis halbjährlich wird durch Glukosetoleranztests die Fähigkeit der Bauchspeicheldrüse, den Blutzucker zu regulieren, untersucht.

Etwas mehr als 80 % der transplantierten Bauch-speicheldrüsen weisen nach einem Jahr eine gute Funkti-on auf. Zusammen mit der Nierentransplantation kann so vorher stark eingeschränkten Patienten ein relativ nor-males Leben ermöglicht werden.

Inselzelltransplantation

Eine weitere – bisher allerdings noch experimentel-le – Methode ist die Transplantation von B-Zellen aus den Langerhans-Inseln. Da diese Zellen diejenigen sind, die das Insulin produzieren, ist der Gedanke besonders vielversprechend, ausschließlich und ohne großen chirur-gischen Eingriff Inselzellen zu verpflanzen. Bis einschließ-lich 1993 wurden 213 solcher Transplantationen welt-weit durchgeführt.

Die Vorteile liegen auf der Hand: Es ist kein opera-tiver Eingriff nötig, der durch die mit ihm verbundenen Komplikationen den Patienten gefährdet. Kommt es zur Abstoßung, geht zwar die Funktion verloren, der Patient wird dadurch aber nicht bedroht. Eine Entfernung der transplantierten Inselzellen ist nicht notwendig. Aller-dings wurde bislang nur bei einzelnen Patienten durch den Eingriff über längere Zeit eine Insulinunabhängigkeit erreicht.

Trotzdem sei das Verfahren hier kurz geschildert. Zunächst wird die Bauchspeicheldrüse des Spenders ent-nommen. Der nächste Schritt dient dazu, die Zellen aus dem Gewebeverband zu lösen. Mechanisch ist dies nicht möglich. Deswegen werden die Strukturen, die das Ge-webe zusammenhalten, mit einem Enzym (Kollagenase) verdaut. Aus dem so entstehenden Zellgemisch aller Bauchspeicheldrüsenzellen müssen die Inselzellen isoliert werden, wozu es verschiedene Verfahren gibt (Abb.

10.3 a–c). Meist werden sie abzentrifugiert. Einige Zentren verwenden die so isolierten Zellen sofort, bei anderen werden sie durch Kälte konserviert.

Weiterhin wird an verschiedenen Methoden experimentiert, wie sich diejenigen Merkmale reduzieren lassen, auf die der Körper mit Abstoßung reagiert. So ist z.B. die Bestrahlung mit ultraviolettem Licht in Erprobung.

Für jeden Empfänger werden Inselzellen aus einer oder mehreren Bauchspeicheldrüsen benötigt. Es gibt Hinweise darauf, das die bisher eher unbefriedigenden Ergebnisse auf eine zu geringe Zahl von implantierten Inselzellen zurückzuführen sind.

Die fertig vorbereiteten Inselzellen benötigen einen festen Sitz im Körper des Empfängers. Dabei muß es sich

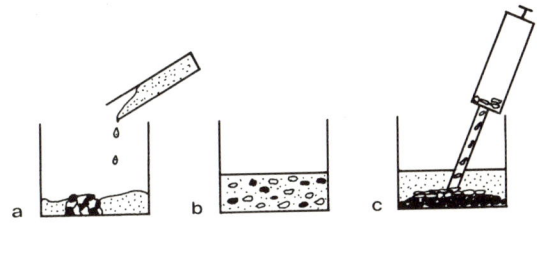

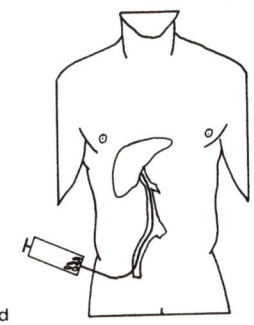

Abb. 10.3. Schema der Inselzelltransplantation.

nicht um die Bauchspeicheldrüse handeln. In der Regel werden die Zellen in die Leber eingebracht. Dazu wird in die in der Leiste liegenden Vene ein Katheter eingeführt, der bis in die Pfortader vorgeschoben wird (Abb. 10.3d). Dann können die Zellen durch diesen Katheter injiziert werden und bleiben in der Leber ansässig.

Anschließend muß der Patient unbedingt noch für eine Weile ausreichend Insulin erhalten, um eine Überforderung der neuen Zellen zu vermeiden. Auch die Einnahme immunsupressiver Medikamente ist notwendig, um eine Abstoßung zu verhindern.

11 Leber

Die Form der Leber erregte schon bei den Menschen im Altertum ein großes Interesse. Dies geschah aus religiösen Gründen: Man nahm an, daß die Form der Leber bei Opfertieren als Omen für die Zukunft diene.

Seit 1963 die erste Lebertransplantation von Starzl in Denver, USA, durchgeführt worden ist, hat sich der Patientenkreis, der für eine Transplantation in Frage kommt, erheblich erweitert. Zwar ist der Eingriff keine Routineoperation, er ist jedoch zu einer anerkannten Behandlungsmethode für leberkranke Patienten geworden, denen auf anderem Wege nicht mehr geholfen werden kann. 1994 wurden im Bereich von Eurotransplant 859 Lebern verpflanzt, davon 586 in Deutschland.

Als Beate Volk mit 21 Jahren zu einer Blinddarmoperation ins Krankenhaus mußte, war das für sie eine Routineoperation. Die Geographiestudentin war froh, daß sie die Blinddarmentzündung nicht während der kurz vorher abgeschlossenen Prüfungen zum Vordiplom bekommen hatte. Vor der Operation wurden verschiedene Routineblutuntersuchungen durchgeführt. Nach der Operation kam Beate Volk schnell wieder auf die Beine. Entsprechend überrascht reagierte sie, als der Stationsarzt sie fragte, ob sie je Probleme mit der Leber gehabt hätte, ob vielleicht ihre Haut oder die Augen früher einmal gelb gewesen wären. Bei den Routineuntersuchungen hatte sich herausgestellt, daß einige der Leberwerte deutlich erhöht waren. Beate verneinte alle diese Fragen, sie konnte sich nicht erinnern, je ernsthaft krank gewesen zu sein. Um zu klären, ob sie vielleicht mit einem Hepatisvirus infiziert sei, wurde ihr noch einmal Blut abgenommen. Nach einigen Tagen war das Ergebnis da: Ihr Blut zeigte alle Merkmale einer Hepatitis-B-Infektion. Nun rätselte sie – auch gemeinsam mit ihren Eltern und ihrem Freund Andreas –, wo sie sich infiziert haben könnte, kam aber zu keinem Ergebnis. Ihre Eltern waren keine Virusträger, sie selbst hatte nie eine Blutkonserve bekommen und auch von keinem ihrer früheren Freunde war ihr eine Hepatitisinfektion bekannt. Nachdem das Ergebnis der Blutuntersuchungen feststand, wurde sie auf eine internistische Station verlegt, wo eine Leberpunktion durchgeführt werden sollte, um festzustellen, wie weit ihre Leber durch die Infektion bereits verändert war. Langsam begann Beate Volk zu begreifen, daß diese Erkrankung ernster sein konnte, als sie bisher vermutet hatte. Auch das Ergebnis der Punktion verhieß nichts Gutes: »chronisch aggressive Hepatitis mit beginnender Leberzirrhose«.

Die Aufgaben der Leber

Die Leber befindet sich unter dem Zwerchfell im rechten Oberbauch und reicht bis in den linken Oberbauch hinüber. Sie ist etwa 1500 bis 1700 g schwer. An der Leberpforte (Leberhilus) treten die wichtigen Blutgefäße in die Leber ein, der Gallengang verläßt sie hier (Abb. 11.1). Die Leber ist das größte und wichtigste Stoffwechselorgan im menschlichen Körper, wo sie vielfältige Aufgaben erfüllt. Die wichtigsten sind:

Entgiftung: Viele Stoffe, die für den Körper schädlich sind, werden zunächst in der Leber umgebaut, um anschließend mit der Galle oder über die Niere im Urin ausgeschieden werden zu können.

Galleproduktion: Die in den Leberzellen produzierte Galle enthält zum einen Abfallstoffe, die so ausgeschieden werden können, z.B. Bilirubin, das beim Abbau des roten Blutfarbstoffes (Hämoglobin) entsteht. Außerdem enthält sie Gallensäuren, die eine wichtige Rolle bei der Verdauung und Aufnahme von Fetten und fettlöslichen Vitaminen (Vitamine A, D, E und K) spielen. Die Galle fließt in kleinen Kanälchen zusammen, wird in der Gallenblase gesammelt und bei Bedarf über den Gallengang in den Zwölffingerdarm abgegeben.

Fabrik: In der Leber werden für die Blutgerinnung wichtige Stoffe (Gerinnungsfaktoren) produziert. Ein hierfür wichtiger Grundstoff ist das Vitamin K. Außerdem entstehen in der Leber die Bluteiweiße. Auch die Blutfette werden von hier reguliert.

In der nächsten Zeit veränderte sich das Leben von Beate Volk eigentlich nicht, abgesehen davon, daß ihre Leberwerte regelmäßig kontrolliert wurden. Einige von ihnen

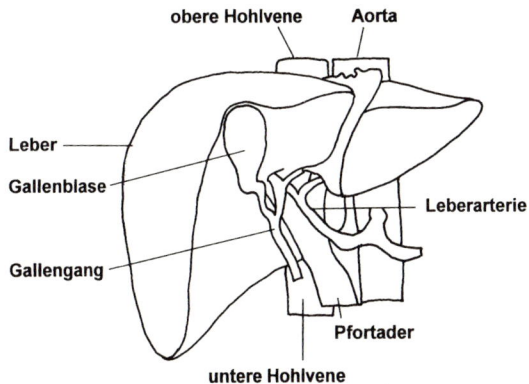

Abb. 11.1. Aufbau der Leber.

stiegen langsam, zuerst fast unmerklich, an. Abgesehen davon geschah zunächst nichts Beunruhigendes. Inzwischen hatte Beate an der Universität ihre Diplomprüfungen bestanden und arbeitete an ihrer Diplomarbeit. Sie bemerkte wohl, daß sie, vor allem bei den Exkursionen der Universität, wo viel gewandert wurde, kaum mit den anderen mithalten konnte. Einige von den anderen Studenten hatten sie schon darauf angesprochen, daß ihre Augen etwas gelb aussähen. An einem Vormittag, den sie im Institut des Professors verbrachte, der ihre Diplomarbeit betreute, wurde ihr plötzlich übel, so daß sie sich übergeben mußte. Sie erbrach eine große Menge Blut. Eine Freundin, die ihr gefolgt war, rief sofort einen Krankenwagen. Beate war so schwindelig, daß sie kaum noch etwas von dem, was um sie herum geschah, wahrnahm. Im Krankenhaus hatten es alle sehr eilig, eine Magenspiegelung wurde durchgeführt, Blutkonserven transfundiert. Die erste Nacht verbrachte Beate Volk auf der Intensivstation. Als sie wieder aufnahmefähig war, erklärte man ihr, daß die Blutung aus Krampfadern in der Speiseröhre käme und eine Folge ihrer Lebererkrankung sei. Zwar blutete sie nicht wieder, trotzdem verschlechterte sich ihr Zustand zusehends. Sie hatte das Gefühl, daß ihr Bauch sehr gespannt war. Es hatte sich Bauchwasser gesammelt. In der nun folgende Zeit wurde versucht, alle diese Komplikationen in den Griff zu bekommen. Als sich ihr Zustand soweit gebessert hatte, daß sie nach Hause entlassen werden konnte, führte die Stationsärztin noch einmal ein ausführliches Gespräch mit ihr. Darin machte sie deutlich, daß Beate durch alle diese Maßnahmen nicht auf Dauer geholfen werden könne. Die einzige Möglichkeit, ihr wirklich zu helfen, wäre eine Lebertransplantation. Diese Behandlung lehnte Beate Volk jedoch sofort kategorisch ab, sie wollte nicht mit dem Organ eines anderen, noch dazu gestorbenen Menschen leben. Die Ärztin bat sie, ihr »nein« noch einmal zu überdenken.

Folgen des Leberversagens und dessen Behandlung

Ebenso vielfältig wie die Aufgaben der Leber sind die Folgen ihres Ausfalles:

Am augenfälligsten auch für Laien ist eine Gelbfärbung der Augen und später auch der Haut (Ikterus), die durch einen Rückstau des Gallefarbstoffes (Bilirubin) entsteht, der nicht mehr normal von den Leberzellen entsorgt werden kann. Kommt es durch ein Abflußhindernis zum Gallestau (Cholestase), lagern sich auch Gallensäuren in der Haut ab und verursachen dort einen quälenden Juckreiz, der auch mit Medikamenten oft nur schwer in den Griff zu bekommen ist. In den laborchemischen Untersuchungen zeigt sich bei diesen Veränderungen ein Anstieg des Bilirubin im Blut, sowie der Enzyme AP (alkalische Phosphatase) und Gamma GT (Gamma-Glutamyl-Transferase).

Durch die verminderte Leberfunktion gelangt zuwenig Eiweiß (Albumin) in das Blut. Aufgabe dieser Serumproteine ist es, Flüssigkeit in den Blutgefäßen zu halten. Bei verringerten Eiweißkonzentrationen tritt nun Wasser aus den Gefäßen in das Gewebe über, es entsteht ein Ödem. Der verminderte Eiweißgehalt im Blut trägt so auch zur Bildung von Bauchwasser (Aszites) bei. Im Labor kann der Albumingehalt des Blutes bestimmt werden. Außerdem werden die Laboruntersuchungen einen Anstieg von bestimmten anderen, nicht in der Leber produzierten Eiweißen (Gammaglobulinen) zeigen, wodurch der Albuminmangel etwas ausgeglichen werden kann. Auf die Dauer wird der gesamte Energiestoffwechsel des Körpers in Mitleidenschaft gezogen und infolgedessen auch Muskulatur abgebaut (Muskeldystrophie). Therapeutisch kann versucht werden, mit Medikamenten, die die Wasserausscheidung steigern, das Bauchwasser auszuschwemmen.

Außerdem kommt es im Blut zu einem Rückgang der Blutgerinnungsfaktoren. Dies hat zweierlei Ursachen: Zunächst kann weniger Vitamin K aus der Nahrung aufgenommen werden, weil die dafür notwendigen Gallensäuren nicht zur Verfügung stehen. Vitamin K aber wird als Baustoff für einige der Gerinnungsfaktoren benötigt. Außerdem kann die Leber aufgrund ihrer schlechteren Funktion auch aus dem vorhandenen Vitamin K weniger Gerinnungsfaktoren produzieren. Die Folge ist eine erhöhte Blutungsneigung, die sich nicht nur im leichteren Entstehen von blauen Flecken, sondern auch durch schwere Blutungen äußern kann. Im Labor

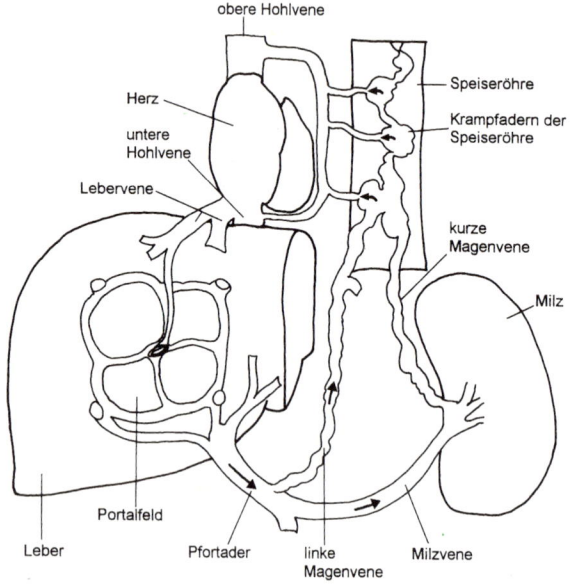

Abb. 11.2. Portale Hypertension: Eine Stauung des Blutes im Portalfeld führt zu einem Druckanstieg in der Pfortader. Um diesen Druck auszugleichen, sucht sich das Blut eine Umgehung über die linke Magenvene oder die Milzvene und die kurze Magenvene, durch die Speiseröhrenvene zurück zum Herzen.

fällt ein verringerter Quick-Wert auf. Zur Behandlung erhalten Patienten mit chronischen Lebererkrankungen deshalb in regelmäßigen Abständen die fettlöslichen Vitamine A, D, E und K gespritzt.

Bei langanhaltenden Lebererkrankungen kommt es oft schließlich zur Leberschrumpfung (Leberzirrhose). Dabei verengen sich auch die Blutgefäße der Leber. Beim gesunden Menschen fließt fast das gesamte Blut vom Magen-Darm-Trakt über die Pfortader in die Leber, wo es entgiftet wird und von wo es über die obere Hohlvene zum Herzen zurück fließt. Durch eine zirrhotisch geschrumpfte Leber können solche Blutmengen aber nicht mehr ungehindert durchfließen, sie stauen sich also vor der Leber in der Pfortader. Es kommt zum Pfortaderhochdruck (portale Hypertension, Abb. 11.2). Durch den hohen Druck in der Pfortader und ihren Zuflüssen wird Flüssigkeit aus den Gefäßen in die Bauchhöhle abgepreßt, so daß sich oft große Mengen Bauchwasser (Aszites) in der Bauchhöhle sammeln. Dieses Bauchwasser birgt die Gefahr, daß es sich mit Bakterien aus dem Darm infiziert und so eine Bauchfellentzündung (Peritonitis) entsteht. Bei länger anhaltendem Pfortaderhochdruck sucht sich das Blut Umgehungskreisläufe von der Pfortader zurück zum Herzen, die nicht durch die Leber führen. Die Gefäße, durch die dann viel mehr Blut fließt als normal, erweitern sich dann deutlich. Einer dieser Umgehungskreisläufe führt über die Venen der Speiseröhre (Ösphagus). Dort bilden sich Krampfadern (Ösophagusvarizen), die sehr leicht verletzlich sind. Blutungen aus diesen Krampfadern können lebensbedrohlich sein. Ein Ansatz zur Behandlung dieser Krampfadern ist die Verödung (Sklerosierung) beim Spiegeln der Speiseröhre. Der Pfortaderhochdruck kann durch das Anlegen eines Kurzschlusses zwischen Pfortader und Hohlvene gesenkt werden. Ein solcher Kurzschluß kann in einer Operation angelegt werden (portokavaler Shunt). Eine andere Möglichkeit ist, mit Hilfe eines Katheters, der von der Halsvene aus bis zur Leber geführt wird, einen Kurzschluß direkt durch die Leber zu stechen (TIPSS = transjugulärer portosystemischer Shunt). In beiden Fällen fließt das Blut dann von der Pfortader statt durch die Leber direkt in die Hohlvene. Auch Krampfadern der Speiseröhre lassen sich so entlasten.

Bei allen diesen Umgehungskreisläufen um die Leber, ob sie natürlich oder künstlich angelegt sind, wird allerdings auch weniger Blut durch die Leber entgiftet, da es an ihr vorbeifließt. So können giftige Stoffe, meist Eiweißabbauprodukte wie Ammoniak, Mercaptan, GABA, die im Darm von Darmbakterien aus Eiweiß gebildet und auch von dort in das Blut aufgenommen werden, mit dem Blut direkt in das Gehirn gelangen. Die dabei entstehenden Beschwerden werden hepatische Enzephalopathie genannt. Es kommt zu Beginn zu Schläfrigkeit und Konzentrationsschwäche, verwaschener Sprache sowie einem groben Zittern der Hände (flapping tremor), später zu Apathie und schließlich zum Koma. Zur Behandlung gehören eine eiweißarme Diät sowie die Unterdrückung der Darmbakterien mit Laktulose und Antibiotika.

Zwar können einzelne Symptome der fehlenden Leberfunktion behandelt werden, es fehlt jedoch eine wirkliche »Leberersatztherapie« vergleichbar mit der Dialyse bei Nierenversagen. So kommt im Spätstadium der chronischen Lebererkrankungen eigentlich nur eine Lebertransplantation als Behandlung in Frage.

Nachdem Beate Volk aus dem Krankenhaus entlassen worden war, schlug Andreas noch am ersten Abend vor, zu heiraten. Nach der Angst, die er um sie ausgestanden hatte, stand für ihn fest, daß er sie heiraten wollte. Für Beate bedeutete diese Entscheidung eine Perspektive für die Zukunft. Nach der Hochzeit setzte sie unter großer

Anstrengung ihre Arbeit an der Diplomarbeit fort. Die Diplomarbeit wurde zwar nicht mit Auszeichnung bewertet, die Hauptsache war aber, daß Beate sie zwischen den verschiedenen Krankenhausaufenthalten überhaupt beenden konnte. Immer wieder sammelte sich Wasser in ihrem Bauch, und auch die Krampfadern in der Speiseröhre bluteten mehrfach. Ihre Ärzte schlugen vor, eine Kurzschlußverbindung zur Entlastung der Krampfadern anzulegen, was über einen Katheter von der Halsvene aus möglich sei. Der Eingriff wurde wenige Tage später durchgeführt. Sie überstand ihn problemlos.

Mehrfach wurde Beate von ihren behandelnden Ärzten auf ihre Haltung zur Lebertransplantation angesprochen, die sie eigentlich nach wie vor ablehnte. Ausschlaggebend für ihre Entscheidung, sich zumindest einmal in der Lebertransplantationsambulanz vorzustellen, war jedoch Andreas, der sie eindringlich darum bat, es doch zu tun.

Erkrankungen, die zur Lebertransplantation führen können

Alkohol

An erster Stelle der Ursachen chronischer Lebererkrankungen steht der Alkohol. Schätzungsweise 30 bis 35 % aller Lebererkrankungen bei uns sind durch Alkoholkonsum verursacht. Zwar ist die kritische Grenze für eine Schädigung der Leber durch Alkohol individuell unterschiedlich, je nach Vorerkrankungen, Ernährung und Geschlecht. Trotzdem können Durchschnittswerte festgelegt werden: Bei Männern liegt diese Grenze bei einem täglichen Konsum von etwa 60 g Alkohol, das entspricht etwa 2 l Bier, 0,75 l Wein oder 0,2 l Whiskey. Bei Frauen ist die kritische Grenze schon bei etwa 20 g Alkohol pro Tag anzusetzen, weil ihre Leber weniger alkoholabbauendes Enzym (Alkoholdehydrogenase) besitzt. Bei etwa einem Drittel der Personen, die regelmäßig mehr als die genannte Menge Alkohol zu sich nehmen, entsteht eine Leberentzündung (Fettleberhepatitis). Dies ist bereits die zweite Stufe der Leberschädigung nach der Fettleber. Schließlich kann es zur Leberzirrhose mit all den oben beschriebenen Symptomen kommen. Die einzige wirklich wirksame Behandlung ist die Alkoholabstinenz. Fettleber und Fettleberhepatitis können sich bei Abstinenz noch zurückbilden, eine bereits eingetretene Leberzirrhose wird sich zwar nicht zurückbilden, die Leberfunktion jedoch verbessern.

Patienten mit alkoholischer Leberzirrhose kommen für eine Lebertransplantation durchaus in Frage, allerdings sollten sie vorher eine erfolgreiche Therapie ihrer Suchterkrankung durchgeführt haben.

Virushepatitis

Verschiedene Viren können eine Leberentzündung (Hepatitis) hervorrufen. Sie sind zur Unterscheidung mit den ersten Buchstaben des Alphabets benannt, zunächst waren dies nur »A« und »B«, inzwischen sind »C«, »D«, und »E« hinzugekommen. Neueste Einteilungen gehen bis zur Hepatitis G.

Hepatitis B

Die Mehrheit der nicht durch Alkohol bedingten chronischen Lebererkrankungen sind auf eine Infektion mit dem Hepatitis-B-Virus zurückzuführen. Die Ansteckung mit dem Hepatitis-B-Virus kann über Blut, Blutprodukte oder Geschlechtsverkehr erfolgen. Einige Bevölkerungsgruppen sind besonders gefährdet, sich mit dem Hepatitis-B-Virus anzustecken. Dazu zählen alle Personen, die mit dem Blut von infizierten Personen in

Kontakt kommen können, z.B. Drogenabhängige, die Injektionsnadeln gemeinsam benutzten, Prostituierte sowie deren Freier, Krankenhauspersonal, Homosexuelle aufgrund von verletzungsgefährdenden Sexualpraktiken, aber auch Familienangehörige von Virusträgern. Alle Personen, die zu einer der genannten Risikogruppen gehören, sollten unbedingt gegen Hepatitis B geimpft sein. Auch die Infektion über Blutkonserven oder Blutprodukte gibt es leider noch immer. Zwar werden alle Blutkonserven auf Antikörper gegen das Hepatitis-B-Virus getestet, es gibt jedoch eine Lücke zwischen der Infektion und dem Beginn der Bildung von Antikörpern (Serokonversion), in der der Blutspender infektiös ist, aber keine Antikörper nachgewiesen werden können.

Nach einer Infektion kommt es durch das Immunsystem zur Bildung von verschiedenen Antikörpern, die im Blut nachgewiesen werden können. Auch Teile des Virus selbst kann man durch Labortests nachweisen. Auf diese Weise läßt sich untersuchen, ob eine Person schon einmal Kontakt mit dem Virus gehabt hat, ob eine andauernde Hepatitis besteht oder ob die Person mehr oder weniger infektiös ist.

Der Verlauf nach der Infektion ist sehr unterschiedlich. Die Mehrzahl der infizierten Personen (65 %) bemerkt nichts davon, das Virus verschwindet wieder aus dem Blut. Es ist jedoch auch möglich, daß der Infizierte zwar nicht erkrankt, das Virus jedoch weiter im Blut vorhanden bleibt (Viruspersistenz), der Infizierte so unbemerkt zum Virusträger wird und das Virus z.B. über Geschlechtsverkehr ohne Kondome weiterverbreiten kann.

Etwa ein Viertel der Infizierten entwickelt eine akute Leberentzündung mit Mattigkeit, Bauchschmerzen und Gelbsucht, die aber meist folgenlos ausheilt.

Die Infektion mit dem Hepatitis-B-Virus birgt auch die Gefahr einer chronischen Hepatitis. Von chronischer

Hepatitis spricht man, wenn die Leberentzündung nach 6 Monaten noch nicht ausgeheilt ist. Dies ist bei etwa 10 % aller Infizierten der Fall. Aus einer solchen chronischen Hepatitis kann sich später eine Leberzirrhose mit all ihren oben beschriebenen Folgen entwickeln (etwa 3 % aller Infizierten).

Ein sehr kleiner Teil der mit Hepatitis B Infizierten (0,1 bis 1 %) stirbt an einer schweren (fulminanten) Hepatitis.

Hepatitis D

Dieses Virus kann nur zusammen mit dem Hepatitis-B-Virus vorkommen, weil es sich nur mit Hilfe des B-Virus vermehren kann, nicht aber alleine. Es wird genauso wie das B-Virus übertragen. Fulminante und chronische Verläufe sind bei Infektion mit beiden Viren zusammen häufiger als bei der alleinigen Infektion mit Hepatitis B.

Hepatitis C

Auch diese Hepatits wird auf dem gleichen Weg übertragen wie die eben beschriebenen B- und D-Viren. Viele der heute an einer chronischen Hepatitis C Erkrankten sind über Bluttransfusionen angesteckt worden, da ein brauchbarer Test für Blutkonserven erst vor wenigen Jahren entwickelt werden konnte. Vor der Entdeckung des Hepatitis-C-Virus sprach man bei den Virushepatitiden, die man nicht den bekannten Formen A und B zuordnen konnte, von »Non-A-Non-B-Hepatitis«. Inzwischen haben sich die meisten von ihnen als Hepatitis C herausgestellt. Bei dieser Hepatitisform ist die Gefahr eines chronischen Verlaufes besonders hoch. Mehr als die Hälfte der Infizierten entwickelt eine chronische Hepatitis.

Hepatitis A

Diese Erkrankung wird als Schmierinfektion, also über verunreinigtes Wasser, Nahrungsmittel wie rohe Meeresfrüchte etc. übertragen. Gefährdet sind vor allem Reisende in südliche Gegenden. Eine wirksame Impfung steht zur Verfügung. Die Erkrankung verläuft sehr selten fulminant und nie chronisch. Es gibt keine Virusträger.

Behandlung der Virushepatitiden

Die akute Virushepatitis – gleich welcher Ursache – wird im allgemeinen nicht speziell behandelt. Wichtig ist aber eine unterstützende Behandlung, um die Leber zu entlasten. Chronische Hepatitiden können mit Interferon behandelt werden. Verschiedene andere Medikamente befinden sich zur Zeit in Erprobung. Eine Lebertransplantation kann bei chronischen Verläufen, aber auch beim akuten Leberausfall notwendig werden.

Leberkrebs

Patienten mit Leberzirrhose, insbesondere, wenn diese durch eine Virushepatitis hervorgerufen wurde, sind besonders gefährdet, an einem Leberkrebs (primäres Leberzellkarzinom = hepatozelluläres Karzinom = HCC) zu erkranken. Dieses macht sich eventuell durch Schmerzen im Oberbauch oder durch allgemeine Beschwerden, wie Müdigkeit und starke Gewichtsabnahme bemerkbar. Im Labor zeigt ein Anstieg des Tumormarkers α-Fetoprotein (AFP) im Blut ein mögliches HCC an. Wenn es sich um einen einzelnen Herd handelt, kann dieser meist operiert werden, indem der entsprechende Teil der Leber entfernt wird (Leberteilresektion). Dieser Leberkrebs kann aber auch an mehreren Stellen der Leber gleichzeitig auftreten, so daß keine Entfernung möglich ist. Dann muß eine Lebertransplantation in Erwägung gezogen werden. Wichtigste Voraussetzung dafür ist aber, daß der Tumor auf die Leber beschränkt ist und noch keine Tochtergeschwülste (Metastasen) außerhalb der Leber entstanden sind.

Für andere bösartige Tumoren der Leber und für Absiedelungen anderer Tumoren, deren ursprünglicher Sitz nicht die Leber ist, kommt eine Lebertransplantation als Behandlung meist nicht in Frage.

Weitere seltenere Lebererkrankungen

Primär biliäre Zirrhose (PBC)

Von der PBC sind vor allem Frauen über 40 Jahren betroffen. Es handelt sich um eine Erkrankung, bei der das Abwehrsystem des Körpers sich gegen eigenes Gewebe richtet (Autoimmunerkrankung). Diese Antikörper können im Labor festgestellt werden (antimitochondriale Antikörper = AMA). Es kommt zu Beginn der Erkrankung oft zu einem starken Hautjucken (Pruritus), später zur Gelbsucht (Ikterus) und zur Leberzirrhose.

Eine ursächliche Behandlung der PBC gibt es nicht, gegen die Gelbsucht können bestimmte Medikamente gegeben werden (Ursodeoxycholsäure). Im Endstadium ist die Lebertransplantation angebracht.

Primär sklerosierende Cholangitis (PSC)

Die PSC dagegen betrifft vor allem – aber nicht ausschließlich – Männer, insbesondere Patienten, die an einer entzündlichen Darmerkrankung leiden (Crohn-Krankheit, Colitis ulcerosa). Auch bei dieser seltenen Erkrankung ist eine ursächliche Behandlung nur durch die Lebertransplantation möglich.

Autoimmunhepatitis

Bei der Autoimmunhepatitis greift das Abwehrsystem des Körpers ähnlich wie bei der PBC die Leber an. Auch hier werden verschiedene Antikörper gebildet. Allerdings ähnelt das Bild eher einer Virushepatitis. Die Autoimmunhepatitis ist durch Unterdrückung der körpereigenen Abwehr (Immunsuppression) recht gut behandelbar. Allerdings kann auch hier eine Transplantation notwendig werden.

Verschluß der Lebervenen

Ein Verschluß der Lebervenen (Budd-Chiari-Syndrom) oder der Pfortader kann das Organ so stark schädigen, daß dies ohne Transplantation tödlich wäre.

Polyzystische Degeneration

Die polyzystische Degeneration ist eine erbliche Erkrankung (s. Kap. 9), bei der die Nieren von flüssigkeitsgefüllten Bläschen (Zysten) durchsetzt werden und so ihre Funktion verlieren. Gleichzeitig kann es auch zum Umbau der Leber in eine Zystenleber kommen, die ihre Funktion nicht mehr erfüllen und Beschwerden durch ihre Größe machen kann. Bei gleichzeitigem Umbau von Leber und Nieren ist eine simultane Leber- und Nierentransplantation möglich.

Angeborene Stoffwechselkrankheiten

Einige angeborene Stoffwechselkrankheiten wie z.B. die Kupferspeicherkrankheit (Morbus Wilson) oder der Alpha-1-Antitrypsinmangel können durch eine Lebertransplantation praktisch »geheilt« werden. Schlimmerere Auswirkungen des Stoffwechseldefekts auf den Körper können so verhindert werden.

Fehlbildungen

Manche Fehlbildungen, wie z. B. die fehlerhafte Anlage der ableitenden Gallenwege (Gallengangsatresie) führen schon im Kindesalter zum Versagen der Leber. Zwar kann durch bestimmte Operationen eine neue Ableitung geschaffen werden, letztlich verspricht aber nur eine Transplantation langfristige Heilungschancen.

Akutes Leberversagen

Schließlich kann ein akutes Leberversagen Grund zur Transplantation sein. Die häufigste Ursache sind die Virushepatitiden B und C. Weitere Ursachen können Überempfindlichkeiten gegen Medikamente sein (z. B. gegen das Narkosegas Halothan). Auch Vergiftungen können zum Leberausfall führen, z. B. durch Verzehr von Knollenblätterpilzen oder eine Überdosierung des Schmerzmittels Paracetamol. Beim akuten Leberversagen fällt der Patient in eine tiefe Bewußtlosigkeit (Koma). Oft ist dann eine notfallmäßige Lebertransplantation in den nächsten 24 bis 48 Stunden die einzige Überlebenschance.

Beate und Andreas reisten gemeinsam zum Transplantationszentrum. Dort wurden sie zunächst ausführlich über den Eingriff informiert. Sie erfuhren auch, daß etwa 80 % der Patienten das erste Jahr überleben. Die dortigen Ärzte hielten Beate vorläufig für eine Transplantation geeignet, sie waren auch davon überzeugt, daß der Eingiff notwendig sei, um Beates Leben zu retten. Sie schlugen vor, Beate, falls sie mit einer Transplantation einverstanden wäre, für ein bis zwei Wochen in ihr Krankenhaus aufzunehmen, um alle notwendigen Voruntersuchungen durchzuführen. Sie erbat sich noch einige Wochen Bedenkzeit. In dieser Zeit kam es zu einer Verschlechterung, mit der Beate nicht gerechnet hatte. Alle bisherigen Beschwerden hatte sie ertragen können, auch den ständigen Juckreiz und die Angst vor der nächsten Blutung. Doch nun merkte sie, daß sie sich überhaupt nicht mehr konzentrieren konnte, sie wurde fahrig, konnte kaum ein Gespräch zuende führen. Auch ihre eigene Handschrift erkannte sie kaum wieder. Fast ständig war sie müde und schlief ein. Wieder folgte ein Krankenhausaufenthalt. Ihre langsam schwindenden geistigen Fähigkeiten gaben für sie den Ausschlag, einer Transplantation zuzustimmen.

Die Wartezeit, die nun folgte, war für alle Beteiligten eine schlimme Zeit. Über einen Pieper war Beate für das Transplantationszentrum ständig erreichbar. Insgesamt war sie mehr im Krankenhaus als zu Hause. Sie befand sich in einem quälenden Zwiespalt: Sie wünschte sich die Transplantation jetzt wirklich, war sich gleichzeitig aber bewußt, daß sie damit auf den Tod eines Menschen wartete, ihn manchmal sogar richtig herbeiwünschte. Deshalb fühlte sie sich dem unbekannten Organspender gegenüber schuldig. Vor der eigentlichen Operation hatte sie nur wenig Angst, die Hauptsache war, daß die Ungewißheit ein Ende hätte, egal wie es für sie ausginge.

Nach 5 Monaten war es soweit, ein geeignetes Organ war gefunden. Im Krankenwagen wurde sie von ihrem Heimatort in das Krankenhaus gefahren. Dort ging alles sehr schnell, so daß sie eigentlich gar keine Zeit mehr hatte, um nachzudenken. Sie war sehr erschöpft und wollte die Operation nur noch hinter sich bringen.

Vorbereitungen zur Lebertransplantation

Zunächst einmal muß geklärt werden, ob generell eine Erkrankung vorliegt, bei der durch eine Lebertransplantation eine Lebensverlängerung oder Verbesserung der Lebensqualität erreicht werden kann. Dies ist bei den oben genannten Krankheiten und einer Anzahl weiterer, allerdings sehr seltener Erkrankungen der Fall. Das Alter des Patienten spielt eine eher untergeordnete

Rolle, wichtiger ist der tatsächliche Zustand des Patienten.

Kommt also generell eine Transplantation in Frage, werden eine ganze Reihe von Untersuchungen durchgeführt, die der Einschätzung der gesundheitlichen Situation dieses Patienten dienen. Dabei steht zu Beginn die Frage im Vordergrund, ob er oder sie an Begleiterkrankungen leidet, die eine Transplantation ausschließen. Hierzu zählen schwere allgemeine Infektionen oder schwerste Herzerkrankungen. Auch ein bösartiger Lebertumor, der bereits auf andere Organe übergegriffen hat, macht eine Transplantation unmöglich.

Die nächste wichtige Frage ist, ob Begleiterkrankungen vorliegen, die besser vor einer Transplantation behandelt werden sollten, z.B. eiternde Rachenmandeln, schlechte Zähne oder ein Magengeschwür.

Schließlich dienen die Voruntersuchungen dazu herauszufinden, wie dringend die Transplantation ist und worauf bei diesem Patienten z.B. während der Narkose besonders achtgegeben werden muß. Zu diesen Untersuchungen zählen viele verschiedene Blutuntersuchungen, außerdem, um nur einen Teil zu nennen: Röntgenaufnahmen des Brustkorbs, ein EKG und eine Ultraschalluntersuchung des Herzens (Echokardiographie), eine Ultraschalluntersuchung und eventuell eine Computertomographie des Bauches, um Schnittbilder der Bauchorgane zu erhalten, eine Magenspiegelung, eventuell auch eine Darmspiegelung. Dazu kommen bei speziellen Fragestellungen natürlich noch andere Tests. In den meisten Transplantationszentren wird der Betroffene für diese Untersuchungen in das Krankenhaus aufgenommen, wo er ein bis zwei Wochen verbringt. Anschließend kann er für die Warteliste zur Lebertransplantion bei Eurotransplant angemeldet werden. Von nun an muß er ständig kurzfristig durch das Transplantationszentrum erreichbar sein. Die Warteliste für Leberempfänger ist zwar deutlich kürzer als die für Nierenempfänger, auch die Wartezeiten sind kürzer, die Belastung während des Wartens ist jedoch extrem. Schließlich hängt für diese Patienten das Überleben davon ab, daß sie rechtzeitig eine neue Leber erhalten.

Ein großes Problem ist, daß erheblich mehr Patienten auf eine Transplantation warten, als Spenderorgane zur Verfügung stehen. Etwa ein Drittel der wartenden Patienten stirbt, bevor sie ein Organ erhalten könnten,

Die neue Leber wird nach der Blutgruppe ausgewählt (s. Kap. 8). Dem einzelnen Patienten wird sie nach der Dringlichkeit zugeteilt. Aber auch die Größe muß passen. Es ist zwar möglich, ein eher kleines Organ einem größeren Empfänger einzupflanzen, umgekehrt jedoch ist es ausgesprochen schwierig. Wenn ein geeignetes Organ zur Verfügung steht, wird der Patient benachrichtigt. Weil oft ein langer Weg zum Transplantationszentrum zurückgelegt werden muß, wird er sehr früh benachrichtigt, um wertvolle Zeit zu sparen. Eine Leber sollte möglichst schnell, in jedem Fall aber binnen 24 Stunden nach Entnahme transplantiert sein. Durch die frühe Benachrichtigung kann es passieren, daß ein schon im Krankenhaus eingetroffener Patient erfahren muß, daß die für ihn vorgesehene Leber doch nicht geeignet ist, z.B. weil sie sich als zu stark verfettet herausgestellt hat.

▨ Die Transplantation

Nach dem Wirken der Vollnarkose werden vom Narkosearzt vor Beginn der Operation mehrere verschiedene Schläuche (Katheter) in bestimmte große Venen und Arterien plaziert. Auch ein Katheter zur Urinableitung muß gelegt werden. Diese Katheter bleiben auch nach der Operation zunächst noch an ihrem Platz.

Um einen genügend großen Zugang zu allen wichtigen Strukturen zu erhalten, erfolgt die Operation über einen Schnitt quer über den Oberbauch, der in der Mitte zum Brustbein hin erweitert wird. Weil eine neue Leber – im Gegensatz zur transplantierten Niere – bis auf ganz seltene Ausnahmen an der gleichen Stelle wie die eigene Leber (orthotop) eingepflanzt wird, muß natürlich zunächst die eigene Leber entfernt werden (Abb.11.3) Damit keine starken Blutungen entstehen, müssen sämtliche Blutgefäße, die zur Leber hin und von ihr weg führen, abgeklemmt werden. Weil aber ein Großteil des Blutes aus der unteren Körperhälfte und dem Magen-Darm-Trakt normalerweise durch eben diese abgeklemmten Blutgefäße zum Herzen zurückfließt, bedeutet das Abklemmen eine starke Kreislaufbelastung. Deshalb wird bei den meisten erwachsenen Patienten während der Operation das Blut über ein Schlauchsystem um die Leber herumgeleitet (Bypass). Das Blut wird dabei aus einer Beinvene, die man über einen Schnitt in der Leiste er-

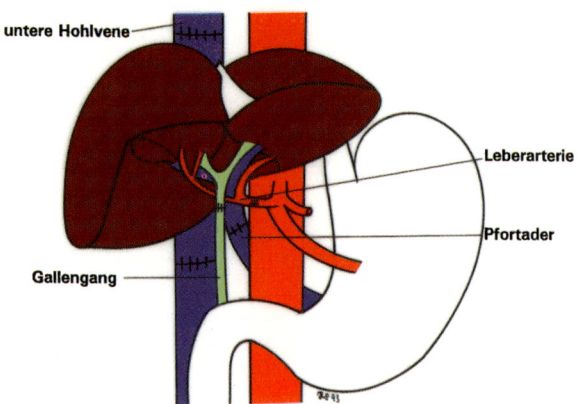

Abb. 11.3. Orthotope Lebertransplantation.

reicht, und der Pfortader in Schläuchen durch eine Pumpe zu einer Vene in der Achsel geleitet, die man auch über einen Schnitt freimacht. Von dort fließt das Blut zum Herzen zurück.

Nach diesen Vorbereitungen kann die eigene Leber entfernt werden. Dies ist oft sehr schwierig, weil z.B. nach früheren Operationen Verwachsungen entstanden sind, die gelöst werden müssen oder weil die Leber – insbesondere bei Zystenbildung – sehr groß sein kann. Danach kann die neue Leber eingepflanzt werden. Zunächst werden die Gefäße eines nach dem anderen sorgfältig wieder angeschlossen: Meist erst die obere und die untere Hohlvene, dann die Pfortader und schließlich die Arterie, bei der es mehrere Möglichkeiten des Anschlusses gibt. Dann können der Bypass abgestellt und alle Gefäßklemmen geöffnet werden (Reperfusion). Die Leber wird wieder duchblutet. Im günstigsten Fall nimmt sie sofort ihre Arbeit auf, was man daran sehen kann, daß Galle aus dem noch nicht angeschlossenen Gallengangsende fließt.

Anschließend muß noch der Gallengang angeschlossen werden. Dafür gibt es mehrere Möglichkeiten:

- Zum einen können einfach beide Enden aneinander genäht werden.
- Bei der zweiten Möglichkeit werden beide Enden aneinandergenäht, aber zusätzlich eine Schiene eingelegt (T-Drain), die den Anschluß schützt und die Galle nach außen ableitet, wo sie in einem Beutel gesammelt wird. Dieser T-Drain kann meist nach etwa 3 Wochen entfernt werden.
- Die dritte Variante findet bei Patienten Anwendung, deren Gallengang durch die Erkrankung verändert (z.B. bei der PSC) oder fehlgebildet ist (z.B. bei Kindern mit Gallengangsatresie). Hier wird der

Gallengang der neuen Leber direkt an den Dünndarm angeschlossen (Hepatikojejunostomie).

Sind nun alle Anschlüsse fertiggestellt, werden noch Drainagen zum Ableiten der Wundflüssigkeit eingelegt und anschließend die Schnitte im Oberbauch, in der Achsel und der Leiste verschlossen. Insgesamt dauert eine solche Operation mindestens 7 Stunden, oft aber auch länger.

In seltenen Fällen, z.B. beim akuten Leberversagen, kann auch eine zusätzliche Leber hilfsweise eingepflanzt werden (auxiliäre Lebertransplantation), bis das eigene Organ das Schlimmste überstanden hat. Dazu wird meist keine ganze Leber verwendet, sondern nur ein Teil (Splitlebertransplantation, Abb. 11.4). Auch bei Kindern, für die kein Organ in der passenden Größe verfügbar ist, muß die Leber manchmal verkleinert werden.

Nach der Operation durfte Andreas seine Frau schon bald auf der Intensivstation besuchen. Eine Schwester begleitete ihn und bereitete ihn darauf vor, daß Beate ihn noch nicht erkennen würde. Sie atmete noch mit Hilfe einer Maschine und schlief sehr tief. Es schien Andreas, als

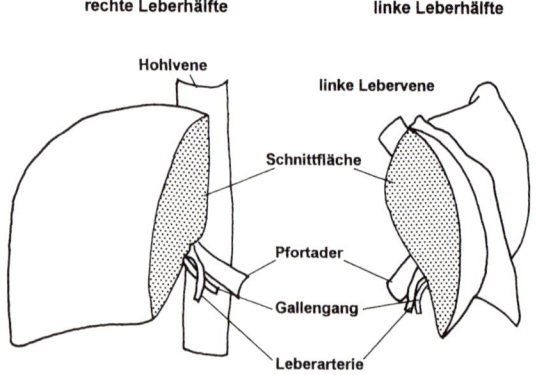

Abb. 11.4. Schema einer Splitleber.

ob überall in ihrem Körper Schläuche und Drainagen steckten. Nach einem Tag war Beate so weit bei Kräften, daß sie ohne die Maschine atmen und der Beatmungsschlauch entfernt werden konnte. Sie war zwar wach, konnte sich aber später an diese Zeit nicht mehr erinnern. Am nächsten Morgen kamen nach und nach verschiedene Ärzte und berieten mit besorgten Blicken an Beates Bett. Einer von ihnen erklärte Andreas, daß sie eine Nachblutung vermuteten und deshalb noch einmal operieren müßten. Wenig später wurde Beate erneut in den Operationssaal gefahren, wo die Blutung gestillt werden konnte.

Wieder dauerte es einen Tag, bis Beate langsam aufwachte. Das erste, an das sie sich erinnern konnte, waren Andreas und ihr Vater, die an ihrem Bett saßen. Merkwürdigerweise verspürte sie kaum Schmerzen, aber ihr ganzer Körper fühlte sich an, als wäre er aus Blei. Immer wieder dämmerte sie weg, jegliches Zeitgefühl war verloren. Bald durfte sie das erste Mal auf der Bettkante sitzen, dann war auch Aufstehen erlaubt, was sie durch die Hilfe zweier Schwestern meisterte. Nun ging es täglich bergauf. Nach 5 Tagen konnte sie auf die normale Station wechseln. Täglich konnte sie im Spiegel verfolgen, wie ihre gelbe Hautfarbe verblaßte. Auch das Wasser im Bauch war fast verschwunden. Ihr Problem war das Essen. Sie hatte viel an Gewicht verloren, mochte aber dennoch kaum ihr Essen anrühren. Immer wieder erklärte man ihr, daß dies seine Zeit bräuchte und daß sie Geduld haben müsse.

Beate hatte Glück, sie konnte bereits nach 5 Wochen nach Hause gehen. Ihr Befinden war schon jetzt viel besser, als es in der Zeit vor der Transplantation gewesen war.

Nach der Operation im Krankenhaus

Nach der Operation wird der Patient zunächst auf der Intensivstation überwacht und bei komplikationslosem Verlauf nach einigen Tagen auf eine normale Station verlegt. Die Beatmung wird auch nach der Operation zunächst fortgesetzt, d.h. der Patient, der sich durch Medikamente im Tiefschlaf befindet, wird durch den Beatmungsschlauch (Tubus) in der Luftröhre von einer Maschine beatmet. Erst wenn der Patient in der Lage ist, selber zu atmen, kann der Beatmungsschlauch entfernt werden, bei völlig komplikationslosem Verlauf meist schon im Laufe des ersten Tages.

Auf Komplikationen muß in der ersten Zeit besonders geachtet werden. Sehr selten kann es passieren, daß eine transplantierte Leber überhaupt nicht zu funktionieren beginnt. Dann muß schnell neu transplantiert werden. Gelegentlich kommt es dazu, daß es aus einer Gefäßnaht blutet oder Galle aus dem Gallengangsanschluß leckt. Dann muß meistens noch einmal operiert werden, um das Leck zu verschließen. Eine Nachoperation ist meist auch bei einem Gefäßverschluß durch ein Gerinnsel (Thrombose) notwendig.

Bereits auf der Intensivstation sollte der Patient, falls er mit Hilfe des Pflegepersonals in der Lage dazu ist, so früh wie möglich aufstehen. Auch Atemgymnastik ist sehr wichtig, um die Gefahr einer Lungenentzündung zu verringern.

Vom ersten Tag an erhält der Patient Medikamente, um zu verhindern, daß die neue Leber abgestoßen wird (Immunsuppression, s. Kap. 8), zu Beginn wird diese gespritzt, erst später erhält er sie in Form von Tabletten oder Saft. Nach Ablauf der ersten Woche, selten eher, muß besonders auf eine beginnende Abstoßung geachtet werden. Eine Abstoßung äußert sich in einem Ansteigen der Leberenzym- und der Bilirubinwerte, eventuell auch mit Fieber. Um eine Abstoßung sicher feststellen zu können, ist eine Leberpunktion notwendig. Dabei wird mit einer Nadel unter örtlicher Betäubung eine kleine Gewebeprobe (Biopsie) aus der Leber entnommen, die anschließend feingeweblich untersucht wird. Meist kann die Abstoßung mit Kortisonspritzen oder einer Änderung der Immunsuppression behandelt werden (s. Kap. 8).

Durch die Immunsuppression ist der Patient besonders gefährdet gegenüber bestimmten Infektionen, vor allem in den ersten Wochen. Auch darauf muß besonders geachtet werden. Außerdem soll der Patient im Krankenhaus bereits selbst auf die regelmäßige Einnahme seiner Medikamente achten.

Durchschnittlich dauert der Krankenhausaufenthalt nach einer Lebertransplantation 4 bis 6 Wochen.

Einige Wochen nach ihrer Entlassung bekam Beate Fieber und mußte wieder einmal ins Krankenhaus. Auch die Leberwerte waren angestiegen. Laboruntersuchungen ergaben eine Infektion mit dem Zytomegalievirus. Die befürchtete Abstoßung war an ihr vorbeigegangen. Der Infekt ließ sich mit Medikamenten relativ problemlos behandeln, weil er früh erkannt worden war.

Das Leben danach

Die Überwachung nach der Entlassung wird durch das Transplantationszentrum gemeinsam mit dem Hausarzt erfolgen. Zunächst sind Kontrollen zweimal wöchentlich erforderlich, später kann die Zahl der Kontrollen dem Zustand des Patienten entsprechend reduziert werden.

Je nach Grundkrankheit, die zur Transplantation geführt hat, besteht die Gefahr des Wiederauftretens (Rezidiv). Bei folgenden Erkrankungen gibt es im allgemeinen keine Rezidive: Alpha-1-Antitrypsinmangel, Morbus Wilson, primär biliäre Zirrhose. Selten sind Rezidive bei der Autoimmunhepatitis und bei der primär sklerosierenden Cholangitis.

Durch Transplantation wird bei Patienten mit Virushepatitis das Virus leider nicht automatisch aus dem Blut entfernt. Deshalb ist hier die Gefahr einer erneuten Infektion (Reinfektion) besonders groß. Bei den Hepatitiden A und C verläuft diese Reinfektion im allgemeinen mild, dagegen kann es bei der Hepatitis B zu schweren Verläufen kommen. Auch nach Transplantation beim primären Leberzellkrebs kann es zum Wiederauftreten kommen.

In Nachuntersuchungen wird also je nach Grundkrankheit auf ein Rezidiv achtgegeben werden.

Abgesehen von diesen Nachuntersuchungen und den Nebenwirkungen der Immunsuppression, werden viele Patienten nach der Transplantation ein relativ normales Leben führen können. Die Lebensqualität wird durch die Transplantation im Vergleich zu vorher meist deutlich verbessert. Viele können ihren Beruf im Laufe des ersten Jahres nach der Operation wieder aufnehmen.

Patientinnen sollten wegen der Infektionsgefahr keine intrauterinen Pessare (»Spirale«) zur Empfängnisverhütung verwenden. Zwar sind Schwangerschaften bei diesen Patientinnen selten, unter engmaschiger Kontrolle ist aber die Geburt gesunder Kinder möglich.

Die Überlebensquote 5 Jahre nach Lebertransplantation beträgt 75 %. Zieht man in Betracht, daß ohne eine Transplantation die meisten dieser Patienten im selben Zeitraum gestorben wären, ist dies eine beachtliche Zahl.

Beate konnte etwa eineinhalb Jahre nach der Transplantation eine Halbtagsstelle in einem Planungsbüro antreten. Ihre Hepatitis-B-Infektion bestand fort, hat bisher jedoch einen sehr milden Verlauf genommen.

12 Herz

1994 bekamen in Deutschland 443 Patienten ein Herz transplantiert, 639 warteten noch auf ein dringend benötigtes Organ. Die Wartezeit beträgt etwa 1 Jahr.

Aufgaben und Aufbau des Herzens und des Blutkreislaufs

Das Herz

Das Herz ist etwa faustgroß und wiegt im Durchschnitt 300 g. Es dient als Pumpe des Blutkreislaufs und besteht deshalb fast vollständig aus Muskelgewebe. Dieser Muskel ist hohl und in der Mitte durch eine Scheidewand, das Septum, in 2 Kammern, die Ventrikel, geteilt. Jeder Kammer ist ein Vorhof vorgeschaltet (Atrium).

Der Blutkreislauf

Wenn sich der Herzmuskel entspannt (Diastole), läuft Blut in die Herzkammern. Sind diese gefüllt, spannt er sich wieder an (Systole), so daß das Blut in die wegführenden Gefäße gepreßt wird. Durch diesen ständigen

Wechsel pumpt das Herz das Blut durch den Körper, damit einerseits alle Gewebe ausreichend mit Sauerstoff und Nährstoffen versorgt werden, andererseits auch der Abtransport von Abfallstoffen gewährleistet ist. Blutgefäße, die Blut vom Herzen in die Gewebe leiten, werden Arterien genannt, diejenigen, durch die das Blut zurück zum Herzen fließt, Venen.

Die linke Herzkammer pumpt das sauerstoffreiche Blut in die Hauptschlagader, die Aorta, von wo es über kleinere Arterien in die Gewebe verteilt wird. Mit jedem Herzschlag gelangen etwa 70 ml Blut in die Aorta. Schließlich fließt das Blut im Gewebe durch die Haargefäße (Kapillaren), die nur unter dem Mikroskop erkennbar sind. Dort gibt das Blut Nährstoffe und vor allem Sauerstoff an das Gewebe ab. Gleichzeitig wird Kohlensäure (Kohlendioxid = CO_2) an das Blut abgegeben. Der Abfluß erfolgt über die Venen. Das sauerstoffarme Blut aus der unteren Körperhälfte sammelt sich in der unteren Hohlvene, das Blut aus der oberen Körperhälfte in der oberen Hohlvene. Beide Hohlvenen münden in den rechten Herzvorhof, der das Blut an die rechte Kammer weitergibt. Die rechte Kammer wiederum pumpt das sauerstoffarme Blut in die Lungenschlagader, die Pulmonalarterie, die sich ebenfalls immer wieder aufzweigt. So gelangt das Blut in die Haargefäße der Lunge, wo es neuen Sauerstoff (O_2) aus der Atemluft aufnimmt und Kohlendioxid zur Abatmung abgibt. Anschließend fließt das nunmehr sauerstoffreiche Blut durch die Lungenvenen zurück zum Herzen in den linken Vorhof, der das Blut an die linke Kammer weiterleitet. So ist der Kreislauf geschlossen.

Genauer betrachtet sind es eigentlich zwei Kreisläufe, die hintereinander geschaltet sind: Der Körperkreislauf, auch »großer Kreislauf« genannt, und der Lungenkreislauf, der auch »kleiner Kreislauf« heißt. Das

Blut durchfließt immer abwechselnd beide Kreisläufe (Abb.12.1).

Im großen Kreislauf ist der Druck wesentlich höher als im Lungenkreislauf. Deshalb braucht die linke Herzkammer viel mehr Kraft, um Blut in den großen Kreislauf zu pressen als die rechte Herzkammer für den kleinen Kreislauf. Aus diesem Grund ist der Muskel der linken Kammer auch dicker als der der rechten.

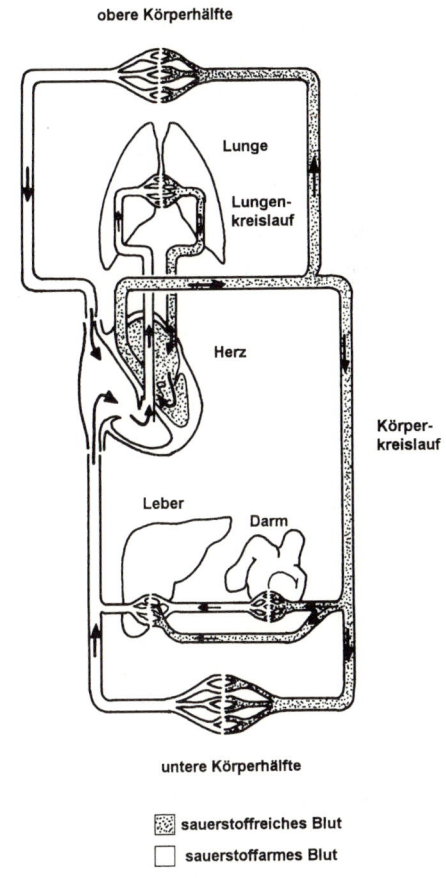

Abb. 12.1. Schema des Kreislaufs.

Richard Kowalski suchte einen Arzt auf, als er bemerkte, daß sein Herz zu stolpern begann. Nicht nur ein oder zweimal am Tag, sondern viel häufiger hatte er den Eindruck, daß sein Herz für einen oder mehrere Schläge aussetzte. Außerdem war er in letzter Zeit nicht mehr so belastbar wie früher. Sein Hausarzt überwies ihn zu einer Internistin, deren spezielles Fachgebiet die Kardiologie ist. Von ihr wurde er gründlich untersucht. Außer der körperlichen Untersuchung führte sie ein normales EKG durch und später eines, das über 24 Stunden lief. Hier zeigten sich die Störungen im Herzrhythmus ganz deutlich. Um nach der Ursache zu forschen, schaute die Kardiologin sich das Herz auch im Ultraschall (Echokardiographie) an. Dabei zeigte sich, daß das Herz von Richard Kowalski deutlich vergrößert, die Wand aber dünner als normal war. Deshalb konnte es nicht mehr richtig pumpen. Die Kardiologin befragte Richard auch nach seiner Familie: Sein Vater starb, als Richard 10 Jahre alt war. Richard konnte sich noch erinnern, daß sein Vater die letzte Zeit sehr krank auf dem Sofa verbracht hatte und kaum noch aufstehen konnte. Seine Mutter hatte ihm erklärt, daß der Vater schwer herzkrank sei und sich nicht aufregen dürfe. Woran genau der Vater erkrankt gewesen war, wußte Richard nicht. Richard war 39 Jahre alt. Er hatte früh geheiratet, seine Frau Luise hatte er in der Schule kennengelernt. Sie hatten keine Kinder.

Die Ärztin vermutete, daß es sich bei Richards Herzkrankheit um eine Schwäche des Herzmuskels handeln könnte, die sie Kardiomyopathie nannte. Sie verschrieb ihm verschiedene Medikamente, die sein Herz beim Pumpen stärken und seinen Puls regulieren sollten. Mit diesen Medikamenten ging es ihm deutlich besser, so daß er mit der Krankheit leidlich gut leben konnte.

Die Herzklappen

Um beim Pumpen ein Zurückfließen des Blutes zu verhindern, enthält das Herz Klappen, die als Ventile wirken, so ähnlich wie die Sieltore an der Nordseeküste. Die

Kammern sind von den Vorhöfen durch die Segelklappen getrennt (Abb.12.2). Die Klappe, die zwischen dem rechten Vorhof und der rechten Kammer liegt, ist dreiteilig und heißt deshalb Trikuspidalklappe. Diejenige zwischen linkem Vorhof und Kammer heißt Mitralklappe und hat nur zwei Segel. Ein Zurückfließen des Blutes aus den Arterien in die Kammern wird durch die Taschenklappen verhindert. Sie sind beide dreiteilig. Die Aortenklappe sitzt am Eingang der Hauptschlagader, die Pulmonalklappe am Eingang der Lungenschlagader. Wenn sich der Herzmuskel anspannt, drückt das Blut von innen die Klappen auf und fließt hindurch. Ist die Kammer leer, schwappt das Blut in den Schlagadern etwas zurück und schlägt dadurch die Klappen zu, so daß kein Blut in die Kammer zurückfließen kann. Die beiden Herztöne, die man mit dem Stethoskop über der Brustwand hören kann, sind das Geräusch, das beim Zuschlagen der Klappen entsteht. Der erste Herzton kommt durch das Zuschlagen der Mitral- und Trikuspidalklappe zustande, der zweite durch den Schluß von Aorten- und Pulmonalklappe.

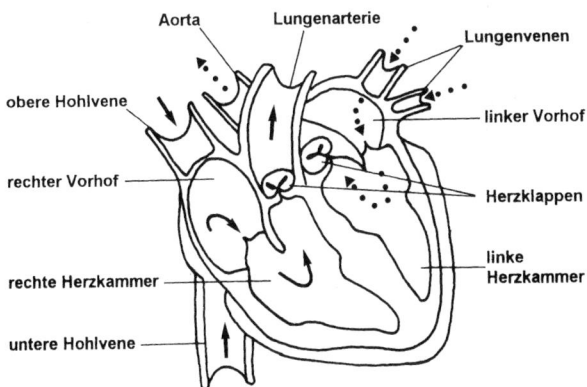

Abb. 12.2. Herz mit Kammern und Klappen.

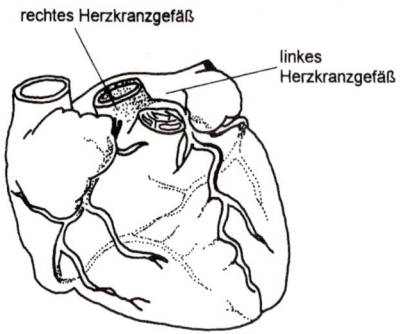

rechtes Herzkranzgefäß

linkes
Herzkranzgefäß

Abb. 12.3. Die Koronargefäße.

Die Herzkranzgefäße

Das Herz muß nicht nur die anderen Gewebe mit sauerstoffreichem Blut versorgen, sondern auch sich selbst. Dazu gehen aus der Hauptschlagader knapp hinter der Aortenklappe 2 Arterien ab, die rechte und linke Herzkranzarterie – die Arteria coronaria dextra und sinistra (Abb.12.3). Sie verlaufen außen auf dem Herzmuskel und umfassen ihn kranzartig. Nur in der Entspannungsphase des Herzmuskels kann Blut in die Herzkranzgefäße gelangen, denn wenn sich der Herzmuskel anspannt, drückt er den Eingang zu den Herzkranzgefäßen zu und sich selbst damit die Blutversorgung ab.

Der natürliche Schrittmacher des Herzens

Den Befehl, sich zusammenzuziehen, bekommt ein Muskel normalerweise in Form eines winzigen Stromstoßes von seinen Nerven. Dann breitet sich dieser »Stromstoß« über die Muskelzellen aus, was »Erregung« genannt wird. Muskelzellen kontrahieren sich daraufhin. Wird dieser Nerv durchtrennt, kann der Muskel sich

160

nicht mehr zusammenziehen. Das Herz aber schlägt dennoch regelmäßig weiter, es erregt sich nämlich selbst. Im rechten Vorhof sitzt der Schrittmacher (Sinusknoten), der normalerweise den Takt angibt, in dem das Herz schlägt. Von dort breitet sich die Erregung einerseits über die Muskelfasern aus, die sich daraufhin zusammenziehen, andererseits wird die Erregung über auf die Erregungsleitung spezialisierte Muskelzellen – die als eine Art Erregungsautobahn fungieren – an entferntere Teile des Herzmuskels weitergegeben, so daß streng hintereinander bestimmte Teile des Herzmuskels erregt werden und sich zusammenziehen. Nur so ist eine geordnete Kontraktion des Herzens möglich, die Voraussetzung für eine ausreichende Pumpfunktion ist.

Die elektrische Erregung des Herzmuskels kann mit Elektroden von außen abgeleitet und in Kurven umgesetzt werden. Es entsteht das EKG (Elektrokardiogramm), das Aussagen über den Zustand des Herzmuskels erlaubt.

Einige Zeit kam es zu keiner weiteren Verschlechterung, so daß Richard die Kontrolltermine bei seiner Kardiologin nicht mehr so regelmäßig wahrnahm. Eines Nachts, nachdem er gerade die Toilette aufgesucht hatte, hatte er plötzlich starke Atemnot. Zusätzlich hatte er heftige Schmerzen im Brustkorb. Ihn überkam eine furchtbare Angst. Sein Herz schlug zwar schnell, aber so unregelmäßig wie noch nie vorher. Es fühlte sich an, als würde es jeden Moment ganz aussetzen. Er schaffte es gerade noch ins Schlafzimmer. Luise zu wecken, die fest schlief, kostete ihn alle Kraft, die er hatte. Luise rief sofort einen Krankenwagen, dann versuchte sie ihren Mann zu beruhigen, der zitternd und nach Luft ringend auf dem Bett saß. Auf dem Weg in die Klinik verlor Richard das Bewußtsein. Einige Tage lang konnte niemand auf der Intensivstation sagen, ob Richard überleben würde. In seinem geweiteten Herz hatte sich ein Blutgerinnsel gebildet, das von dort in die Lunge verschleppt worden war und ein Blutgefäß verstopft hatte. Lungenembolie nannten die Ärzte diesen Vorgang. Die Frage war, ob Richards ohnehin schon krankes Herz diese Belastung überstehen würde. Er überlebte die Lungenembolie.

Als er von der Intensivstation auf die normale Station verlegt wurde, war er so schwach, daß er nicht einmal aufstehen konnte. Bei jedem Handgriff brauchte er Hilfe, selbst beim Zähneputzen. Trotzdem zwang er sich eisern, so viel er konnte doch selbst zu verrichten. Er hatte sich so fest vorgenommen wieder auf die Beine zu kommen. Richard schaffte es tatsächlich, soweit zu Kräften zu kommen, daß er in eine spezielle Kurklinik für Herzkranke verlegt werden konnte. In dieser Klinik erlebte er eine Zeit der Hoffnung, denn dort verbesserte sich sein Zustand ständig weiter, so daß er nach 2 Monaten nach Hause entlassen werden konnte. In der Klinik hatte er auch zum erstenmal Menschen getroffen, die mit einem neuen Herzen lebten, aber er war so mit sich selbst beschäftigt gewesen, daß er sich gar nicht weiter damit auseinandergesetzt hatte. An eine Wiederaufnahme der Arbeit war allerdings nicht zu denken. Er stellte einen Antrag auf Frührente.

Im Krankenhaus war es gelungen, das Blutgerinnsel in der Lunge aufzulösen. Damit aber keine neuen Blutgerinnsel in seinem Herz entstehen konnten, bekam er jetzt Tabletten zur Blutverdünnung. Nach einiger Zeit bekam er davon Haarausfall. Seine Frau neckte ihn, daß er mit weniger Haaren viel seriöser aussähe, aber das konnte keinen von ihnen beiden darüber hinwegtäuschen, daß ihm seine Krankheit inzwischen anzusehen war. Freunde, die ihn lange nicht getroffen hatten, erschraken, auch wenn sie versuchten, es vor ihm zu verbergen.

Warum das Herz versagt

Verschiedene Erkrankungen können zu einem Pumpversagen des Herzens führen. Der Herzmuskel kann durch mangelnde Versorgung mit Sauerstoff bei der koronaren Herzerkrankung beeinträchtigt sein. Das Muskelgewebe kann aber auch seine Pumpfunktion verlieren, weil es selbst direkt erkrankt (Kardiomyopathie) oder durch Infektionen (Myokarditis) oder Giftstoffe (Alkohol) geschädigt ist. Als weitere Ursache kommen Fehlbildungen der Herzklappen hinzu, die angeboren oder erworben sein können und den Herzmuskel über das normale Maß hinaus belasten.

Koronare Herzerkrankung (KHK)

Was passiert bei der koronaren Herzkrankheit?

Die häufigste Ursache des Herzversagens in den Industrienationen ist die Erkrankung der Herzkranzgefäße, die oft mit Bluthochdruck gepaart ist. In den meisten Fällen kommt es zu einer Verengung eines oder mehrerer Äste der Herzkranzgefäße. Die Ursache der Verengung ist meistens eine Verkalkung der Arterien. Dadurch kann nicht mehr genug sauerstoffreiches Blut durch die Arterien hindurchfließen, um den Herzmuskel mit Sauerstoff zu versorgen.

Bei ungefähr der Hälfte der Patienten äußert sich die KHK in Schmerzen hinter dem Brustbein, die durch körperliche oder seelische Belastungen ausgelöst werden und meist nur Minuten anhalten. Sie können durch Kälte oder einen gut gefüllten Magen verstärkt werden. Die Schmerzen können in den Hals, den Unterkiefer oder in den linken, selten auch den rechten Arm ausstrahlen. Diese Schmerzen signalisieren eine Schädigung der Herzmuskelzellen, von der sie sich wieder erholen können, wenn wieder genügend Sauerstoff zur Verfügung steht.

Verschließt sich ein Ast oder gar eine ganze Herzkranzarterie z.B. durch ein Blutgerinnsel an einer solchen

Engstelle, kommt es durch den langanhaltenden Sauerstoffmangel aber zu Schäden, die nicht wieder gutzumachen sind. Der von diesem Gefäß versorgte Teil des Herzmuskels stirbt ab, ein Herzinfarkt ist entstanden. Der Herzinfarkt ist gekennzeichnet durch einen vernichtenden Schmerz im Brustkorb, der nicht nach wenigen Minuten wieder verschwindet. Bei etwa einem Viertel der an einer KHK erkrankten Patienten äußert sich die Krankheit erstmals durch einen Herzinfarkt. Weitere 20 % der Betroffenen sterben den plötzlichen Herztod, ohne daß die Erkrankung vorher bekannt war.

Risikofaktoren, die die Gefäßverkalkung begünstigen

Umfangreiche Untersuchungen haben gezeigt, daß es bestimmte Faktoren gibt, die das Risiko einer Gefäßverkalkung und damit einer KHK bergen. Einige Faktoren sind nicht zu beeinflussen, so sind Familienangehörige von Erkrankten häufiger betroffen als andere. Die KHK nimmt mit dem Alter zu, Männer sind häufiger betroffen als Frauen. Wichtige beeinflußbare Faktoren sind Störungen des Fettstoffwechsels mit einer Erhöhung des Cholesterins im Blut, Zigarettenrauchen, erhöhter Blutdruck und die Zuckerkrankheit. Außerdem tragen Übergewicht, Bewegungsmangel und Streß zur Entstehung bei.

Behandlung der KHK

Am Beginn der Behandlung steht das Ausschalten von Risikofaktoren, also nach Möglichkeit Rauchverbot, gute Einstellung der Blutfette, des erhöhten Blutdrucks, sowie bei der Zuckerkrankheit des Blutzuckers, außerdem die Normalisierung des Gewichtes.

Durch Medikamente, z.B. Nitrate, kann die Sauerstoffversorgung des Herzmuskels verbessert werden. Durch die sogenannten Betablocker kann zudem der Sauerstoffverbrauch des Herzmuskels gesenkt werden, indem der Herzschlag verlangsamt wird. Weitere Medikamente unterschiedlicher Wirkung stehen zur Verfügung.

Außerdem kann versucht werden, die Engstellen der Herzkranzgefäße aufzuweiten. Dazu wird ein Katheter von der Leistenarterie aus bis in die Herzkranzgefäße vorgeschoben und direkt in der Engstelle ein Ballon aufgefüllt, der diese Engstelle weitet (Ballondilatation, auch PTCA = perkutane transluminale koronare Angioplastie). Der Erfolg zu Beginn ist meist gut, allerdings kehren die Engstellen (Stenosen) oft innerhalb eines Jahres wieder, so daß die Prozedur dann wiederholt werden muß.

Schließlich bleibt nur die Operation, bei der eine Umgehung angelegt wird, also ein Bypass, so daß das Blut um die Engstelle herum fließt.

Beim Herzinfarkt kann auf der Intensivstation zusätzlich versucht werden, durch Medikamente das Blutgerinnsel aufzulösen. Diese Behandlung muß aber früh genug einsetzen.

▩ Kardiomyopathien

Es gibt drei verschiedene Arten dieser Erkrankung, die direkt den Herzmuskel selbst betrifft.

Dilatative Kardiomyopathie

Bei dieser Krankheit verliert der Herzmuskel aus ungeklärter Ursache seine Pumpkraft. Dadurch weitet sich das Herz (Dilatation). In den ausgesackten Herzkammern können sich Blutgerinnsel bilden, die, wenn sie verschleppt werden, andere Blutgefäße verstopfen können (Embolie). Die Erkrankung tritt bei Männern etwa dreimal häufiger auf als bei Frauen.

Zur Behandlung kann die Pumpleistung des Herzens zunächst mit Medikamenten unterstützt werden.

Hypertrophe Kardiomyopathie

Hierbei verdickt sich der Herzmuskel (Hypertrophie) und verlegt so schließlich die Ausflußbahn der linken Kammer, die nun die gleiche Menge Blut durch eine viel kleinere Öffnung pressen muß. Oft handelt es sich um eine ererbte Erkrankung. Patienten mit dieser Erkrankung sollten schwere körperliche Belastungen vermeiden. Zusätzlich kann der Herzrhythmus mit Medikamenten normalisiert werden. Oft aber bleibt nur, in einer Operation die Ausflußöffnung wieder zu vergrößern, indem man etwas vom verdickten Herzmuskel entfernt.

Restriktive Kardiomyopathie

Bei dieser seltenen Erkrankung werden die Innenschichten des Herzmuskels in Bindegewebe umgebaut, so daß der Muskel gewissermaßen versteift.

Kardiomyopathien im weiteren Sinn können auch Folge von anderen Erkrankungen sein (sekundäre Kardiomyopathien), so z.B. der Sarkoidose. Auch Stoffwechselstörungen können Kardiomyopathien verursachen, z.B. stärkste Unterernährung, die Eisenspeicherkrankheit Hämochromatose oder starker Mangel an Vitamin B_{12} (Beri-Beri-Krankheit). Ebenso können hormonelle Störungen Kardiomyopathien zur Folge haben, z.B. eine Über- oder Unterfunktion der Schilddrüse, oder eine Überfunktion der Hirnanhangdrüse. Schließlich können Schädigungen des Herzmuskels durch giftige Stoffe entstehen, etwa durch Alkohol, Schwermetalle und in der Krebstherapie verwendete Zellgifte.

Herzmuskelentzündungen

Ein ganz ähnliches Bild wie bei der dilatativen Kardiomyopathie ist bei der Entzündung des Herzmuskels durch Viren möglich (Myokarditis). Auch verschiedene Bakterien können eine solche Entzündung verursachen. Die Infektionen können bei leichtem Verlauf fast unbemerkt vorübergehen, was bei der Mehrheit der Fälle zutrifft. Bei schwerem Verlauf kann der Herzmuskel aber auch seine Pumpfähigkeit verlieren.

Eine Infektion mit Bakterien sollte mittels Antibiotika behandelt werden, eine virale Infektion eventuell mit gegen Viren wirksamen Medikamenten. Außerdem gilt körperliche Schonung mit Bettruhe. Meist heilen diese infektiösen Entzündungen folgenlos aus, es bleibt höchstens ein harmloses Herzstolpern zurück. Möglich aber ist auch ein Übergang in das Pumpversagen des Herzens.

Fehler an den Herzklappen

Wenn die Herzklappen verändert sind, können sie ihrer Funktion als Rückschlagventil nicht mehr richtig nachkommen. Zum einen kann die Öffnung der Klappe verengt sein (Stenose), so daß der Herzmuskel das Blut unter höherem Druck durch eine kleinere Öffnung pressen muß (Druckbelastung). Der Herzmuskel verdickt sich, um diesen erhöhten Druck aufbauen zu können. Die Klappenverengung ist entweder angeboren oder durch Kalkablagerungen auf der zarten elastischen Klappe entstanden, so daß sie sich nicht mehr richtig öffnen kann und dem Blutfluß im Wege ist.

Zum anderen kann die Herzklappe undicht sein. Es ist also der Schluß der Klappe beeinträchtigt (Insuffizienz), so daß trotz der geschlossenen Klappe bereits ausgetriebenes Blut wieder in die Herzkammer zurückläuft (Pendelblut), das nun erneut herausgepumpt werden muß. So muß das Herz nun ein insgesamt viel höheres Blutvolumen auswerfen (Volumenbelastung). Insgesamt wird die Volumenbelastung vom Herzmuskel besser vertragen als die Druckbelastung.

Weil alle Herzkammern und Klappen hintereinander geschaltet sind, können bei lange bestehendem Schaden einer Klappe auch die anderen in Mitleidenschaft gezogen werden, z.B. weil sich das Blut zu ihnen zurückstaut.

Fehler der Herzklappen können angeboren sein. Trotzdem fallen sie oft erst im Erwachsenenalter auf, wenn der Herzmuskel der andauernden zusätzlichen Belastung nicht mehr gewachsen ist.

Klappenfehler können aber auch erworben werden. Bei einer Entzündung der Herzinnenhaut (Endokarditis), die die Herzhöhlen auskleidet und auch die Klappen überzieht, kann die Klappe zerstört werden. Außerdem lagern sich kleine Gerinnsel an, die wiederum Nährboden für neue Bakterien sind. Als Folge verkalkt die Klappe langsam, bis sie weder richtig schließt noch sich richtig öffnet.

Eine zweite Möglichkeit, sich einen Herzklappenfehler zuzuziehen, besteht über eine Infektion durch bestimmte Bakterien, die Streptokokken. Sie rufen z.B. Scharlach hervor, aber auch eitrige Mandelentzündungen. Dabei ist es möglich, daß die Antikörper, die der Körper zur Abwehr der Bakterien bildet, statt der Bakterien den Körper selbst angreifen. Weil Angriffspunkte die Gelenke, Nieren und das Herz sind, kann es zu Gelenkschwellungen und Schmerzen, zum Nierenversagen und Schäden der Herzklappen kommen.

Insgesamt betreffen Klappenfehler häufiger die linke Hälfte des Herzens als die rechte. Es sind also vor allem die Aorten- und die Mitralklappe betroffen.

Zur Behandlung kann die Pumpfunktion des Herzens mit Medikamenten unterstützt werden. Zusätzlich sollten Patienten mit Klappenfehlern zur Vorbeugung einer (erneuten) Infektion der Herzklappe bei allen ärztlichen Eingriffen, insbesondere aber beim Zahnarzt, Antibiotika einnehmen.

Bei Engstellungen der Klappen kann man einen Katheter in einem Blutgefäß von der Leiste bis ins Herz vorschieben und versuchen, die Klappe aufzusprengen.

Oft bleibt aber nur, die defekte Klappe in einer Operation gegen eine neue auszutauschen. Dabei gibt es verschiedene Möglichkeiten.

▪ Es können echte Klappen (Bioklappen) eingesetzt werden, die Gestorbenen entnommen worden oder tierischen Ursprungs (hauptsächlich von Schweinen) sind.

▪ Eine andere Möglichkeit ist der Einsatz künstlicher Klappen, z.B. aus Metall. Bei diesen Klappen muß der Patient, um zu verhindern, daß sich an der Klappe Blutgerinnsel bilden, Medikamente einnehmen, die die Blutgerinnung herabsetzen. Dies ist bei den Bioklappen nicht der Fall. Dafür sind sie aber nicht so lange haltbar wie die künstlichen.

Es muß also im Einzelfall sorgfältig überlegt werden, welche Klappe für den betroffenen Patienten am geeignetsten ist.

Zusätzlich zu den Klappenfehlern gibt es noch verschiedene Möglichkeiten angeborener seltener Herzfehler, die bereits im Kindesalter eine Herztransplantation notwendig machen können.

Eine Weile konnte Richard Kowalski zu Hause leben, bis der nächste Krankenhausaufenthalt bevorstand. Die ständig bestehende Luftnot war inzwischen so schlimm geworden, daß er eigentlich nur noch ruhig auf dem Sofa oder im Bett sitzen konnte, von einem Berg Kissen gestützt. Für jede noch so kleine Tätigkeit war er auf Hilfe angewiesen. Inzwischen war Luises Schwester Katharina, die nicht berufstätig war, tagsüber die meiste Zeit da, um ihn zu versorgen. Sein Leben erinnerte ihn an seinen Vater in der letzten Zeit. Er hatte eigentlich keinen Zweifel daran, daß er bald sterben müsse. Deshalb gab er auch jeden Versuch auf, etwas selbst zu tun. Er saß einfach da und wartete. Es tröstete ihn etwas, wenigstens keinen kleinen Sohn zurücklassen zu müssen.

Luise war schließlich der Ansicht, daß es so nicht weiterging und brachte ihn, als seine Atemnot wieder einmal besonders schlimm war, ins Krankenhaus.

Wenn das Herz versagt

Alle aufgezählten Erkrankungen des Herzens – je nachdem, welchen Teil des Herzmuskels sie hauptsächlich betreffen – haben für den Patienten sehr ähnliche Auswirkungen. So kommt es bei der koronaren Herzkrankheit zusätzlich zu den Schmerzen zu einem Pumpversagen des betroffenen Muskelteils, ebenso wie bei der Kardiomyopathie. Auch die Herzkammer, die gegen eine verengte Klappe anpumpen muß, schafft es früher oder später nicht mehr. Deshalb seien die wichtigsten Folgen des Pumpversagens hier gemeinsam beschrieben.

Welche Beschwerden der Patient hat, ist davon abhängig, welcher Teil des Herzens seine Funktion verloren hat. Die Schwere des Herzversagens wird nach einem

Vorschlag der New York Heart Association, der allgemein verwendet wird, in 4 Schweregrade eingeteilt:

I Keine Beschwerden bei normaler körperlicher Belastbarkeit.
II Beschwerden bei stärkerer körperlicher Belastung.
III Beschwerden schon bei leichter körperlicher Belastung.
IV Beschwerden in Ruhe.

Der linke Teil des Herzens versagt

Weil die linke Herzkammer das sauerstoffreiche Blut in die Gewebe des Körpers pumpt, kommt bei verminderter Pumpfunktion weniger Sauerstoff in den Geweben an. Da Sauerstoff aber für fast jede Form von Arbeit, die das jeweilige Gewebe zu leisten hat, benötigt wird, sinkt die Leistungsfähigkeit. Der Patient merkt das am Nachlassen seiner körperlichen Kräfte , aber auch an Konzentrationsschwäche.

Zusätzlich staut sich das Blut vor dem linken Herzvorhof. Schließlich pumpt die rechte Herzkammer weiter Blut in die Lunge, von wo es durch die linke Herzhälfte jetzt nur noch vermindert abtransportiert wird. Das Blut staut sich also in der Lunge. Deshalb kommt es zur Atemnot (Dyspnoe), zu Beginn vor allem unter Belastung, später auch in Ruhe. Im Liegen fließt das Blut aus der Lunge besonders schwer ab, deshalb verschlimmert sich so die Atemnot. Aus diesem Grund können Herzkranke oft nur mit mehreren Kopfkissen schlafen.

Im schlimmsten Fall wird der Druck in den Lungengefäßen so groß, daß Wasser aus den Gefäßen in das Lungengewebe abgepreßt wird. Es sammelt sich Wasser in der Lunge (Lungenödem), wo es die Lungenbläschen füllt. Dadurch bekommt der Patient stärkste Luftnot und kann nur noch unter größter Anstrengung aufrecht im Sitzen atmen. Manchmal ist das durch die Mischung von Wasser und Luft entstehende Rasseln sogar ohne Stethoskop zu hören. Gleichzeitig hustet der Patient schaumigen Auswurf ab. Es kann zur Blausucht (Zyanose) kommen, weil sauerstoffarmes Blut deutlich dunkler ist als sauerstoffreiches.

Der rechte Teil des Herzens versagt

Weil die Aufgabe des rechten Herzens der Rücktransport des Blutes aus den Geweben ist, staut sich dort sowie in den großen Venen das Blut vor dem rechten Herzvorhof, wenn der rechte Teil des Herzens nicht mehr richtig funktioniert. Durch diesen Blutstau wird Wasser aus den Gefäßen in die Gewebe abgepreßt, wo es sich sammelt. Der Patient bemerkt, daß er an Gewicht zunimmt. Das Wasser sammelt sich gemäß der Schwerkraft vor allem in den Beinen und läßt sie anschwellen. Zunächst sind die Beine nur am Abend dick, später immer.

Der Blutstau kann aber auch – vom Patienten zunächst unbemerkt – andere Organe in Mitleidenschaft ziehen. Es kann sich eine sogenannte Stauungsleber entwickeln, bei der die Leber nicht richtig arbeiten kann und die Leberwerte erhöht sind. Am Magen kann durch den Stau eine Magenschleimhautentzündung entstehen.

Gemeinsamkeiten

Zusätzlich kommt es beim Herzversagen zu einer Beschleunigung des Pulses, weil das Herz die verringerte Pumpleistung durch häufigere Kontraktionen auszugleichen versucht. Allerdings belastet dies das Herz zusätzlich. Außerdem vergrößert sich das Herz, was z. B. auf dem Röntgenbild zu sehen ist. Natürlich sind Rechts- und Linksherzversagen nur in der Theorie so streng zu trennen, oft folgt dem Versagen der einen Seite das Versagen der anderen.

Durch die Belastung, der das Herz ausgesetzt ist, kann auch der Taktgeber Sinusknoten aus dem Takt geraten. Es kommt zum Herzstolpern (Rhythmusstörungen). Solche Rhythmusstörungen können lebensgefährlich sein, weil der Herzschlag unter Umständen in ein Kammerflimmern übergehen kann, bei dem die einzelnen Muskelfasern ungeordnet zucken, statt sich gemeinsam zusammenzuziehen. Schon nach wenigen Minuten ohne Wiederbelebung stirbt der Patient daran.

Rhythmusstörungen können nicht nur Folge, sondern auch Ursache des Herzversagens sein.

Nach den ersten Tagen im Krankenhaus kam abends der Stationsarzt in Richards Zimmer, als Luise zu Besuch war. Er erklärte ihnen, daß sie mit ihren Methoden Richard nicht mehr helfen konnten. Sein Herz wäre riesig erweitert, der dünne Herzmuskel nicht mehr imstande, das Blut weiterzupumpen. Auch mit Medikamenten sei nichts mehr auszurichten. Es gäbe allerdings vielleicht noch eine Möglichkeit für ihn: Ein neues Herz.

Obwohl Richard Kowalski herztransplantierte Patienten getroffen hatte, war er nicht auf die Idee gekommen, daß diese Möglichkeit auch für ihn in Frage käme. In den letzten Wochen hatte er sich völlig aufgegeben, alles mit sich geschehen lassen. Nun keimte etwas Hoffnung in ihm auf. Vielleicht gab es doch noch eine Zukunft für ihn. Er stimmte zu.

Vorerst mußte jedoch abgeklärt werden, ob Richard Kowalski wirklich für eine Transplantation geeignet war. Er mußte sich Prozeduren unterziehen, die jedesmal eine ungeheure Anstrengung für ihn bedeuteten. Für die Herzkatheteruntersuchung z. B. sollte er flach liegen, was ihm eigentlich kaum möglich war. Auch Magen- und Darmspiegelungen wurden vorgenommen. Schließlich mußten 3 Zähne gezogen werden, um eine mögliche Infektionsquelle auszuschließen. Dann konnte Richard auf die Warteliste aufgenommen werden.

Den behandelnden Ärzten erschien es zu risikoreich, Richard die Wartezeit zu Hause verbringen zu lassen. Deshalb verlegten sie ihn in die Herzklinik, wo er schon nach der Lungenembolie gewesen war. Wieder wurde die Klinik zum Ort der Hoffnung für ihn. Hier teilte er sich ein Zimmer mit einem Patienten, der ebenfalls auf ein Spenderherz wartete. In ihm fand Richard jemanden, mit dem er über seine Ängste sprechen konnte. Eines Nachts gab der Monitor des Zimmernachbarn Alarm. Ärzte und Schwestern taten alles, um ihn zu retten. Doch die Hilfe kam zu spät.

Für Richard begann nun eine schlimme Zeit. Zu der Trauer um den neugewonnenen Freund kam die Angst, daß auch er es nicht schaffen könnte. Ständig horchte er in sich hinein auf das Stolpern seines Herzens.

An einem Sonntag am frühen Nachmittag, zum Glück war Luise gerade da, kam eine Schwester in das Zimmer und teilte ihnen mit, daß die Klinik gerade angerufen hätte. Es wäre ein Herz für Richard da. Der Krankenwagen sei schon bestellt. Gemeinsam mit der Schwester packte Luise die Sachen zusammen. Auf der Fahrt ins Krankenhaus sagte keiner von beiden etwas. Dort angekommen ging alles sehr schnell. Luise durfte ihn mit bis zum Eingang in den Operationstrakt begleiten.

Vorbereitungen zur Herztransplantation

Vor der Anmeldung zur Herztransplantation muß geklärt werden, ob der Patient wirklich dafür in Frage kommt. Der richtige Zeitpunkt für eine Transplantation bei Patienten mit Herzversagen ist, wenn die Lebenserwartung ohne Transplantation weniger als ein Jahr beträgt. Früher wurde bei Patienten, die älter als 55 Jahre waren, generell nicht mehr transplantiert, heute gibt es keine definierte Altersgrenze mehr. Die Entscheidung zur Transplantation wird vom Zustand des Patienten bestimmt. Die Mehrheit der Patienten auf der Warteliste ist allerdings zwischen 20 und 40 Jahre alt. Je knapp 50 % erhält wegen eines Herzversagens aufgrund einer koronaren Herzkrankheit und wegen Kardiomyopathien ein neues Herz.

In z. T. aufwendigen Untersuchungen (z. B. einer Herzkatheteruntersuchung) muß festgestellt werden, ob keine zusätzliche Erkrankung vorliegt, die einer Transplantation widerspricht oder sich durch eine Transplantation stark verschlimmern könnte. So sollte keine Krebserkrankung vorliegen. Der Gefäßwiderstand der Lunge darf nicht stark erhöht sein (dies ist z. T. als Folge von angeborenen Herzfehlern zu beobachten, kann aber auch andere Ursachen haben), auch schwerste Lungenerkrankungen dürfen nicht vorhanden sein. Schließlich sollen Erkrankungen gefunden werden, die man vor einer etwaigen Transplantation noch behandeln muß: z. B. ein aktives Magengeschwür, erkrankte Zähne, eine Entzündung von kleinen Aussackungen des Darmes (Divertikulitis) oder andere aktive Entzündungsherde. Die dafür notwendigen Untersuchungen (z. B. Magen-Darm-Spiegelung) können für einen potentiellen Herzempfänger, der sich ja in einem oft schlechten Zustand befindet, außerordentlich belastend sein. Trotzdem ist die Behandlung von etwaigen Infektionsherden für Empfänger von Herzen besonders wichtig, weil nach der Transplantation das Abwehrsystem besonders gehemmt wird und jede Infektion lebensgefährlich werden könnte.

Sind alle diese Fragen geklärt, wird der Patient bei Eurotransplant zur Herztransplantation angemeldet. Nun beginnt eine für Patienten und ihre Angehörigen zermürbende Zeit. Sie müssen für das Transplantationszentrum jederzeit erreichbar sein. Viele Patienten warten aber auch im Krankenhaus auf ihr neues Organ, weil sie zu krank sind, um nach Hause entlassen zu werden. Für viele kommt nicht rechtzeitig ein neues Organ, weil zuwenig Spenderorgane zur Verfügung stehen. Bei manchen Patienten kann die Wartezeit überbrückt werden, indem man den Blutkreislauf an eine Pumpe anschließt, die das Herz bei seiner Pumptätigkeit unterstützt.

Steht ein passendes Organ zur Verfügung, wird der Patient schnellstens in die Klinik gebracht und dort noch einmal gründlich untersucht.

Die Transplantation

Nachdem der Patient in Vollnarkose liegt, werden erst einmal viele verschiedene dünne Schläuche (Katheter), die mit empfindlichen Meßinstrumenten verbunden sind, in die Gefäße des Patienten plaziert. Sie dienen der Überwachung des Patienten während und nach der Operation.

Zu Beginn der eigentlichen Operation wird der Brustkorb des Patienten in der Mitte längs durch das Brustbein eröffnet. Anschließend wird der Patient an eine Herz-Lungen-Maschine angeschlossen. Dazu wird das Blut aus den Hohlvenen in eine Maschine geleitet, die mit einer Pumpe ausgestattet ist und das Blut mit Sauerstoff anreichert und anschließend in die Hauptschlagader zurückleitet. Zusätzlich kann man das Blut und damit den ganzen Körper des Patienten kühlen, um so den Sauerstoffbedarf des Körpers zu senken. So hat man einige Stunden Zeit für die Operation.

Weil das neue Herz an die gleiche Stelle wie das eigene eingepflanzt werden soll, muß zunächst das eigene entfernt werden. Nur die Herzvorhöfe bleiben teilweise an ihrem Platz. Dazu wird der Herzmuskel an der Grenze zwischen Vorhöfen und Kammern durchtrennt und das eigene Herz herausgenommen (Abb.12.4). Beim Spenderherz wird nun ebenfalls ein Teil der Wand der Vorhöfe entfernt und mit dem Anschluß begonnen: Zuerst linker Vorhof an linken Vorhof, dann rechter Vorhof an rechten Vorhof. Danach wird erst die Lungenschlagader und dann die Hauptschlagader mit dem neuen Herzen verbunden. Jetzt können die Gefäße geöffnet und die Herz-Lungen-Maschine abgeschaltet werden. Wird das Herz vom frischen, warmen Blut durchströmt, beginnt es meist von selbst zu schlagen. Beginnt es nur zu flimmern, kann mit Elektroschocks (Defibrillation) etwas nachgeholfen werden. Danach muß noch der Brustkorb wieder verschlossen werden.

In seltenen Fällen kann ein Spenderherz auch zur Unterstützung des patienteneigenen eingepflanzt werden (heterotope Herztransplantation).

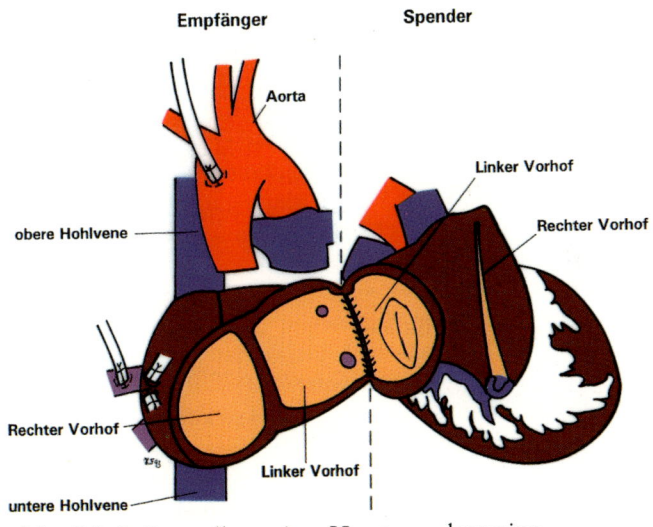

Abb. 12.4. Darstellung einer Herztransplantation.

Nach der Operation wird der Patient auf einer speziellen Intensivstation überwacht.

Richard wachte davon auf, daß jemand seinen Namen rief. Warum ließ man ihn nicht schlafen, er war doch so müde. Als er die Augen aufschlug, sah er zunächst einmal wenig, weil er seine Brille nicht auf hatte. An seinem Bett standen mehrere Personen in grüner Kleidung, erkennen konnte er sie nicht. Er hörte Luises Stimme und schlief wieder ein. Später wurde er richtig wach. Jetzt verstand er auch, daß die Operation vorüber war. Es mußte also gut gegangen sein. Er hörte in sich hinein, auf das neue Herz, doch da war nichts. Bei seinem eigenen hatte er immer das Rasen und Stolpern gespürt. Von dem neuen spürte er nichts, kein Stolpern und kein Rasen. Luise drückte seine Hand. Als sie ihn lächeln sah, begann sie zu weinen. Später würde sie ihm noch oft erzählen, daß das erste, was er nach dem Aufwachen gesagt habe, die Bitte war, ihm seine Brille zu geben. Damit konnte er jetzt auch all die Schläuche und Kabel sehen, die zu blinkenden und piepsenden Apparaten führten, die ihn umgaben. Er suchte den Monitor, auf dem sein EKG zu sehen war. Darauf fand er den Beweis, daß sein neues Herz wirklich schlug.
Nach und nach wurden die Schläuche und Maschinen überflüssig, nur die EKG-Überwachung blieb. Am dritten Tag nach der Operation stand er das erste Mal neben seinem Bett, am nächsten Tag konnte er auf die normale Station umziehen. Täglich ging es aufwärts. Obwohl er immer noch sehr schwach war, ging alles viel besser als vor der Operation, denn die Luftnot war verschwunden. Nach einer Woche wurde die erste Biopsie genommen. Dabei wurde ein Katheter in eine Halsvene eingeführt und von dort bis zum Herzen vorgeschoben, wo eine Gewebeprobe genommen wurde. Man erklärte ihm, daß er eine Abstoßung kaum selbst merken könnte und man mit regelmäßig durchgeführten Biopsien sicherginge, keine Abstoßung zu übersehen. Zunächst würden die Biopsien wöchentlich stattfinden. Sie waren immer in Ordnung. Am Tag bevor er entlassen werden sollte, wurde noch ei-

ne Biopsie genommen. Schließlich kam der Stationsarzt und sagte ihm, daß es ihm leid täte, er könne doch noch nicht nach Hause, in der Biopsie sei eine Abstoßung zu erkennen gewesen. Die zur Behandlung notwendige Kortisonspritze hatte er bereits mitgebracht. Richard bekam sie jeden Tag, dreimal insgesamt. Vor der nächsten Biopsie hatte er furchtbare Angst. Wenn er nun das neue Herz verlieren würde, jetzt, wo er soweit gekommen war.

Die Abstoßung war abgewandt, und so konnte er zum dritten Mal in »seine« Herzklinik umziehen. Als er endlich nach monatelanger Abwesenheit nach Hause zurückkehren konnte, hatte Luise die Wohnung ziemlich verändert, so fehlten z.B. die Topfpflanzen, die die Wohnung früher fast in einen Urwald verwandelt hatten. Dafür hingen einige neue Bilder an den Wänden, freundliche Blumenaquarelle.

Nach der Transplantation im Krankenhaus

Nach der Transplantation wird der Patient im Krankenhaus rund um die Uhr überwacht. So verbringt er die ersten Tage auf der Intensivstation. Der Beatmungsschlauch kann oft nach ein bis zwei Tagen entfernt werden. Meist darf der Patient schon in den ersten Tagen aufstehen. Viele Patienten berichten, daß ihr Befinden schon in den ersten Tagen nach der Transplantation deutlich besser war als vorher. Die Überwachungskatheter verbleiben noch am Platz und werden erst nach und nach entfernt. Besonders in den ersten Tagen kann es zu Undichtigkeiten an den Anschlußstellen kommen, so daß Blutungen entstehen. In einem solchen Fall muß nachoperiert werden. Die ständige Überwachung durch das EKG am Monitor wird noch für einige Wochen durchgeführt.

Wichtig ist außerdem die Vorbeugung von Infektionen. Deshalb müssen zu Beginn alle Personen, die

179

mit dem Patienten in Kontakt kommen, einen Mundschutz und Handschuhe tragen. Verlassen die Patienten ihr Zimmer, sind Mundschutz und Handschuhe für sie ebenfalls Pflicht. Manchmal ist eine vollständige Isolation nötig.

Sind die ersten postoperativen Tage komplikationslos überstanden, gilt die erste Sorge der Abstoßung. Der Patient erhält seit der Operation Medikamente, die seine Immunabwehr unterdrücken. Trotzdem kann es zur Abstoßung kommen. Sie ist leider nicht aus dem Befinden und Laborwerten zu diagnostizieren. Ein Patient kann sich trotz einer Abstoßung zunächst noch gut fühlen. Der sichere Weg, Abstoßungen rechtzeitig zu erkennen und zu behandeln, ist die wöchentliche Entnahme von Gewebe aus dem Herzen (Biopsie). Dazu wird von der Halsvene aus ein Katheter bis ins Herz vorgeschoben und dort eine winzige Probe entnommen, die anschließend unter dem Mikroskop untersucht wird. Die Therapie der Abstoßung erfolgt zunächst mit Kortisonspritzen, wie in Kap. 8 beschrieben.

Mittels Biopsie kann der Erfolg der Transplantation kontrolliert werden, zunächst wöchentlich, später in größeren Abständen.

Das Leben danach

Oft kann der Patient schon nach einigen Wochen die Klinik verlassen. Meist wird er im Anschluß noch eine Rehabilitationskur machen.

Es müssen meistens noch einige Veränderungen vorgenommen werden, bevor der Patient nach Hause gehen kann. Haustiere sind nicht erlaubt, auch Topfpflanzen sollten entfernt werden, denn in ihrer Blumenerde befinden sich zu viele Pilze.

Auch jetzt noch muß der Patient genau überwacht werden. Weil alle Nerven durchtrennt sind, kann das neue Herz keinen Schmerz empfinden. Wenn sich z. B. die Herzkranzarterien des transplantierten Herzens verengen, fehlt der Schmerz als Warnsignal. Deshalb können Herzkatheteruntersuchungen in regelmäßigen Abständen von etwa einem Jahr notwendig sein.

Aufgrund der Durchtrennung der Nerven ist auch ein Mechanismus verlorengegangen, durch den bei Belastung normalerweise der Pulsschlag beschleunigt wird. Trotzdem kann auch das transplantierte Herz seinen Takt beschleunigen. Der Sinusknoten reagiert nämlich auf ins Blut ausgeschüttete Streßhormone.

Viele Patienten können innerhalb der nächsten Jahre ihre Arbeit wieder aufnehmen und auch Sport treiben (Abb. 12.5). Auch die Zeugung und Geburt gesunder Kinder sind möglich.

Nach 5 Jahren leben noch 70 bis 80% der transplantierten Patienten. Ohne die Transplantation wä-

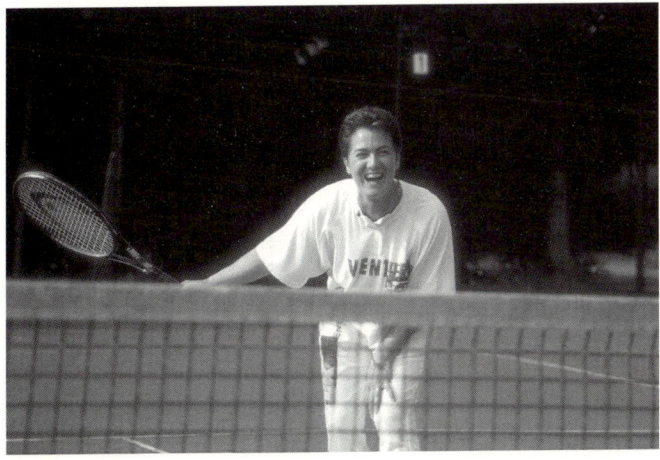

Abb. 12.5. Herztransplantierte Patientin beim Tennisspielen.

ren fast alle innerhalb eines Jahres an Herzversagen gestorben.

Richard Kowalski bekam von Luise zu seinem Geburtstag ein Heimfahrrad geschenkt, auf dem er schon bald jeden Tag länger trainierte. Im Herbst konnten sie bereits gemeinsam ausradeln. Nach eineinhalb Jahren begann Richard zunächst stundenweise, später auch wieder ganztags zu arbeiten.

13 Lunge und Herz-Lunge

Die ersten Lungentransplantationen sind zwar schon vor der ersten Herztransplantation durchgeführt worden, die damaligen Ergebnisse waren jedoch durchweg schlecht. Einerseits stand das wirksame Immunsuppressivum Cyclosporin A noch nicht zur Verfügung, andererseits waren die technischen Probleme, insbesondere des Anschlusses der Luftröhre (Trachea), zunächst kaum zu meistern. Die erste Herz-Lungen-Transplantation wurde 1981 an der Stanford Universität in den USA vorgenommen. In den letzten 10 Jahren hat weltweit die Zahl der kombinierten Herz-Lungen-Transplantationen stark zugenommen. Waren es 1983 noch weniger als 10, wurden 1993 etwa 1000 solcher Operationen durchgeführt. Im Zuge der verbesserten Technik konnte auch die Zahl der Einzel-Lungentransplantationen gesteigert werden.

In Deutschland wurden 1994 32 Herz-Lungen- und 63 Einzel-Lungentransplantationen durchgeführt. Auf der Warteliste für eine kombinierte Transplantation standen noch 48, für eine Einzel-Lungentransplantation noch 112 Patienten.

Aufgabe und Aufbau der Lungen

Jeder Mensch besitzt 2 Lungen, die den Brustkorb ausfüllen (Abb. 13.1). Eine ist jedoch für das Überleben völlig ausreichend. Die rechte Lunge besteht aus 3 Lappen (Ober-, Mittel- und Unterlappen), die linke aus 2 Lappen (Ober- und Mittellappen). Das Lungengewebe ist nicht mit der Brustwand verwachsen. Statt dessen sind sowohl die Lungen von außen als auch die Brustwand von innen mit einer dünnen Haut überzogen, dem Rippenfell (Pleura). Zwischen den beiden Pleuraschichten befindet sich eine dünne Flüssigkeitsschicht, so daß die Lunge im Brustkorb verschieblich ist. Die Lunge selbst ist kein starres Gebilde. Sie wird im Brustkorb aufgespannt, weil zwischen den beiden Pleurahäutchen Unterdruck herrscht. Dringt Luft (z. B. nach Verletzungen) in diesen Spalt ein, fällt die Lunge sofort in sich zusammen (Pneumothorax).

Die Atembewegung erfolgt einerseits durch die Atemmuskulatur, die die Rippen bewegt und damit das

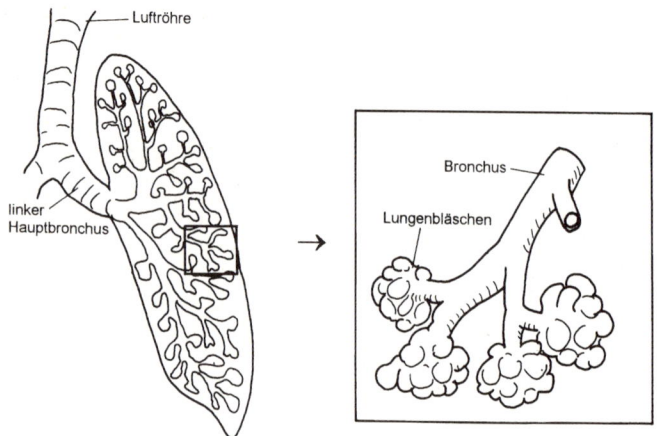

Abb. 13.1. Aufbau der Lunge.

Volumen des Brustkorbs verkleinert oder vergrößert. Andererseits ist aber auch das Zwerchfell für die Atmung wichtig. Die Atemluft gelangt beim Einatmen in die Luftröhre (Trachea), die sich im Brustkorb an einer Gabelung (Carina) in die 2 Hauptbronchien teilt, um beide Lungen mit Luft zu versorgen. Diese Hauptbronchien teilen sich auf jeder Seite in die den Lappen entsprechende Zahl von Lappenbronchien. So erhält jeder Teil der Lunge Atemluft. Die Bronchien teilen sich weiter in ein immer kleineres Röhrensystem auf, das schließlich in die Lungenbläschen (Alveolen) mündet. Auf dem Weg dorthin wird die Atemluft angefeuchtet und gereinigt. Eingeatmeter Staub und Bakterien lagern sich zunächst schon auf den Schleimhäuten der Nase ab. Weitere eingeatmete Partikel werden auf der Schleimschicht der zuleitenden Luftwege abgefangen. Diese sind außerdem mit unzähligen feinen Flimmerhärchen (Zilien) be-

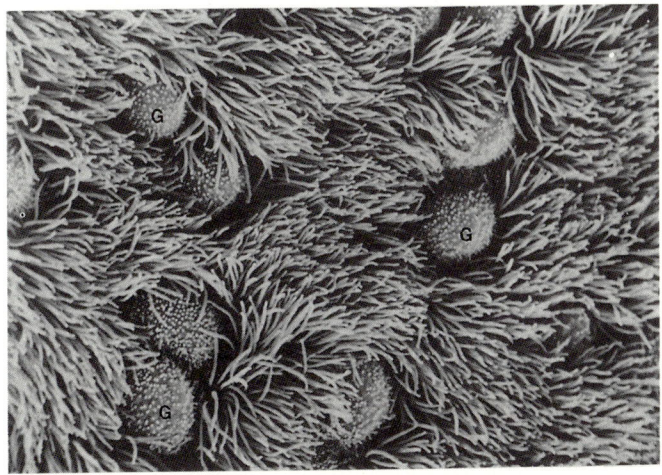

Abb. 13.2. Die Flimmerhärchen der Atemwege unter dem Elektronenmikroskop.

deckt, die durch ihre Flimmerbewegung den Schleim mit den Fremdkörpern in Richtung Rachen befördern (Abb. 13.2).

Der Gasaustausch

In den Lungenbläschen schließlich findet der eigentliche Gasaustausch statt. Durch die Bläschenform kann die dazu zur Verfügung stehende Fläche enorm vergrößert werden. Die Gesamtfläche der etwa 300 Millionen Alveolen beträgt etwa 80 m^2! Die Lungenbläschen sind von einem dichten Netz von Haargefäßen (Kapillaren) umgeben, in denen das sauerstoffarme Blut fließt. Weil die Wand eines jeden Lungenbläschen nur aus einer hauchdünnen Gewebeschicht besteht, muß der Sauerstoff aus der Atemluft nur eine Distanz von 1 µm durch das Gewebe (Diffusion) zurücklegen, um aus dem Lungenbläschen in das Blut überzutreten, wo er an den roten Blutfarbstoff (Hämoglobin) gebunden im roten Blutkörperchen in die Gewebe transportiert wird. Gleichzeitig wird Kohlensäure (Kohlendioxid = CO$_2$) in die Lungenbläschen abgegeben und dann abgeatmet.

Die hauchdünne Wand der Alveolen würde sofort in sich zusammenfallen, wenn sie nicht mit einer speziellen Flüssigkeitsschicht überzogen wäre (Surfactant), die die Oberflächenspannung herabsetzt. Surfactant funktioniert so ähnlich wie das Spülmittel bei Seifenblasen: Beim normalen Wasser ist die Oberflächenspannung so groß, daß eine kleine Menge Wasser einen runden Tropfen bildet. Durch den Zusatz von Spülmittel kann die Oberfächenspannung so weit reduziert werden, daß man aus dem Wasser sogar eine Seifenblase pusten kann.

Johanna Unger war ein Wunschkind. Als sie geboren wurde, war ihr Bruder André gerade drei Jahre alt geworden. Ihre Eltern, Hermann und Lydia Unger, wünschten sich noch mehr Kinder. Beide Schwangerschaften und Geburten waren völlig problemlos verlaufen. Lydia bemerkte schon kurz nach Johannas Geburt, daß sie nicht so richtig trinken wollte. Die Schwestern beruhigten sie, daß das schon noch käme, wenn erst mal richtig Milch da wäre. Doch Johanna wurde immer schwächer, trank trotzdem nicht, begann schließlich sogar zu spucken. Ihr kleines Bäuchlein war aufgetrieben. Schließlich entschlossen sich die Ärzte, Johanna unter der Verdachtsdiagnose Darmverschluß zu operieren. Sie war gerade 1½ Wochen alt. Danach ging es ihr auch schnell viel besser, so daß Lydia und Hermann das Schlimmste für überstanden hielten. Einige Tage nach der Operation aber bat der Kinderarzt, der Johanna betreute, die Eltern zu einem Gespräch. Behutsam erklärte er ihnen, daß diese Art von Darmverschluß nicht einfach ohne Grund aufträte, sondern oft ein Hinweis auf eine bestimmte angeborene Erkrankung sein könnte. Von der Krankheit, die sich zystische Fibrose oder Mukoviszidose nannte, hatten beide noch nie etwas gehört. Der Arzt bat die Eltern um ihre Zustimmung, einige Untersuchungen durchführen zu dürfen, die die Diagnose sichern würden.

Einige Tage später stand fest, daß Johanna an zystischer Fibrose erkrankt war. Die Eltern erfuhren, daß diese Erkrankung erblich sei und sie beide das defekte Gen trügen. Der Wahrscheinlichkeitsrechnung zufolge würde ein Viertel ihrer Kinder daran erkranken. Zu dieser Zeit war der genetische Defekt, der zu der Erkrankung führte, noch nicht bekannt. Man erklärte ihnen, daß der Schleim, der von den Drüsen dieser Kinder hergestellt wird, besonders zäh sei und deshalb vor allem die Lunge schädigen könnte. Aber auch die Leber und die Bauchspeicheldrüse wären häufig mitbetroffen. Um Johanna von Anfang an die beste Behandlung zu ermöglichen, wurde sie in das Kinderkrankenhaus der nächsten Uniklinik verlegt, wo sie gründlich untersucht wurde. Lydia und Hermann konnten sie jedoch bald mit nach Hause nehmen. Abgesehen davon, daß Johanna Medikamente erhielt, die ihren Bauchspeichel ersetzten, verlief eigentlich alles zunächst ganz normal. André war natürlich eifersüchtig auf sein Schwesterchen, um das sich jetzt alles drehte.

Störungen der Lunge

Störungen der Atmung können drei Bereiche betreffen:

- Zunächst kann die Belüftung der Lunge nicht ausreichen, es kommt zur Ventilationsstörung.
- Ist der Übertritt von Sauerstoff aus der Atemluft in das Blut behindert, kommt es zur Diffusionsstörung.
- Schließlich kann die Durchblutung gestört sein, dann handelt es sich um eine Perfusionsstörung.

Alle diese Veränderungen führen dazu, daß in den Geweben des Körpers zu wenig Sauerstoff ankommt. Dies wird vom Patienten ähnlich empfunden wie das Herzversagen.

Erkrankungen, die zur Transplantation führen können

Weil sich bei der Herz-Lungen-Transplantation gerade der Wandel von einer experimentellen Methode zur anerkannten Behandlung vollzieht, werden diese Transplantationen an den unterschiedlichen Zentren noch unterschiedlich gehandhabt. Dazu gehört auch, bei welchen Erkrankungen von Herz und Lunge welche Transplantationsform bevorzugt wird bzw. welche Gründe zum Ausschluß einer Transplantation führen können.

Wegen der Vielzahl der möglichen Lungenerkrankungen sollen hier nur die wichtigsten aufgeführt werden. Darüber hinaus kann auch bei weiteren seltenen Erkrankungen eine Transplantation in Frage kommen.

Herz-Lungen-Transplantation

Die enge Wechselbeziehung zwischen Herz und Lunge bewirkt, daß eine fortgeschrittene Schädigung des einen Organs eine schwere Schädigung des jeweils anderen nach sich zieht. Diesen Patienten kann dann nur noch mit einer kombinierten Transplantation beider Organe geholfen werden.

Die meisten Patienten für eine kombinierte Herz-Lungen-Transplantation leiden an einem erhöhten Blutdruck im Lungenkreislauf (pulmonale Hypertonie), der mit Medikamenten nicht mehr behandelbar ist. Dies kann als Folge eines Herzfehlers auftreten. Es gibt aber auch Patienten, bei denen der Druck im kleinen Kreislauf aus ungeklärter Ursache ansteigt (idiopathische pulmonale Hypertonie) und bei denen infolgedessen das Herz versagt. Auch Patienten nach Verschlüssen der Lungenarterien (Lungenembolie) kommen eventuell für eine kombinierte Transplantation in Betracht.

Schließlich können Erkrankungen des Lungengewebes selbst zur kombinierten Herz-Lungen-Transplantation führen, wenn als Folge davon auch das Herz geschädigt ist. Allerdings kann hier eventuell eine Einzel- oder Doppel-Lungentransplantation Abhilfe schaffen, bevor das Herz versagt.

■■ Ein- oder beidseitige Lungentransplantation

Hier stehen Erkrankungen im Vordergrund, die primär die Lunge selbst schädigen. Nachfolgend kann auch das Herz in Mitleidenschaft gezogen sein, so daß beim Herzversagen eine kombinierte Herz-Lungen-Transplantation notwendig wird.

Lungenemphysem

Beim Lungenemphysem kommt es zu einer Abnahme der Zahl der Lungenbläschen, die gleichzeitig erweitert sind. Dies ist eine Folge der Zerstörung der dünnen Alveolenwände. Dadurch verkleinert sich die Fläche erheblich, die zum Gasaustausch zur Verfügung steht. Die Lunge ist gleichzeitig maximal aufgebläht. Deshalb haben solche Patienten einen faßförmigen Brustkorb, dessen Umfang sich beim Ein- und Ausatmen kaum verändert. Auch die Lunge darin dehnt sich beim Einatmen kaum weiter aus.

Der Patient leidet unter Luftnot und kann aufgrund der verringerten Sauerstoffaufnahme blausüchtig (zyanotisch) sein.

Das Lungenemphysem kann Folge einer chronischen Infektion der Bronchien (Bronchitis) sein oder eines langandauernden schweren Asthmas.

Als Ursache kommt auch eine ererbte Erkrankung in Betracht, der Alpha-1-Antitrypsinmangel. Diese Erkrankung kann schon im Kinder- oder Jugendalter zur Ausbildung eines Lungenemphysems führen. Bei diesen Patienten bildet die Leber zuwenig von dem Eiweiß Alpha-1-Antitrypsin. Es ist inzwischen möglich, dem Körper dieses fehlende Eiweiß zu ersetzen. Trotzdem kann bei manchen Patienten eine Lungentrans-

plantation notwendig werden (selten auch eine Lebertransplantation bei Leberzirrhose).

Lungenfibrose

Bei der Lungenfibrose kommt es zu einer Zunahme
des Bindegewebes in der Lunge, damit verliert die Lunge
ihre Elastizität. Anfangs kommt es nur bei Belastung,
später durchgehend zur Atemnot.

Nur bei etwa der Hälfte der Lungenfibrosen ist
die Ursache bekannt. Infektionen, z. B. durch Viren, können eine Lungenfibrose verursachen, aber auch Staub,
wie z. B. bei der Staublunge der Minenarbeiter, oder
bestimmte giftige Gase, Strahlen, Medikamente und
einige Erkrankungen, bei denen das eigene Immunsystem
den Körper selbst angreift (Autoimmunerkrankun-
gen), z. B. bei der rheumatoiden Arthritis oder den Kol-
lagenosen.

Bei der anderen Hälfte der Erkrankungen bleibt die
Ursache im Dunkeln (idiopathische Lungenfibrose).

Auch bei der zystischen Fibrose kommt es zu einer
Fibrose der Lunge.

Zystische Fibrose

Bei der zystischen Fibrose, die auch Mukoviszidose
genannt wird, handelt es sich um die häufigste angeborene Stoffwechselkrankheit in Europa und den USA: 4 %
der Bevölkerung tragen die Erbanlage für diese Erkrankung, sind selbst aber gesund. Bekommt ein Kind von
beiden Eltern die Anlage vererbt, erkrankt es. Auf 2000
Geburten kommt ein erkranktes Kind (Abb. 13.3).

Bei den Betroffenen ist das von bestimmten Drüsen
hergestellte Sekret sehr zähflüssig. Deshalb kommt es bei
einem Teil der Erkrankten schon kurz nach der Geburt zu

einem Darmverschluß. Später fallen die Kinder durch ständig wiederkehrende Infektionen der Luftwege auf. Weil auch der Schleim in der Lunge sehr zäh ist, kann er nicht abgehustet werden und bietet einen idealen Nährboden für Bakterien. Auch das Sekret der Bauchspeicheldrüse ist verdickt, es kommt oft zu Durchfällen. Später kann es durch die Schädigung der Bauchspeicheldrüse auch zur Ausbildung der Zuckerkrankheit, des Diabetes mellitus kommen.

Bei intensiver Behandlung mit Medikamenten zum Schleimlösen, Atemgymnastik, vorbeugenden Antibiotika u. ä. erreichen die meisten Patienten inzwischen das junge Erwachsenenalter. Dann kann jedoch nur die Lungentransplantation, eventuell mit der Transplantation eines neuen Herzens helfen. Dies ist der Fall, wenn das Herz durch die übermäßige Anstrengung, Blut durch die geschädigte Lunge pumpen zu müssen, schon so stark geschädigt ist, daß es sich auch nach einer Lungentransplantation nicht mehr erholen könnte.

Trotz bester Behandlung wuchs Johanna mit ständigen Infektionen der Luftwege heran. Sie war immer ein bißchen kleiner als ihre Altersgenossen. Wenn sie keine In-

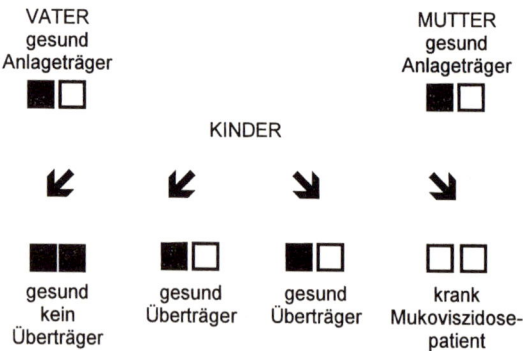

Abb. 13.3. Erbgang der Mukoviszidose (zystische Fibrose).

fektion hatte, war sie ein fröhliches, geradezu wildes Kind, das gern herumtobte. Ihre Eltern bemühten sich, sie so normal wie möglich zu behandeln und sie auch nicht gegenüber André zu bevorzugen. Das war jedoch sehr schwierig, schließlich mußte sie regelmäßig inhalieren, auf ihre Medikamente mußte geachtet werden und oft genug mußte Lydia mit ihr zum Arzt oder ins Krankenhaus. Außerdem hatten Lydia und Herrmann ständig Angst um Johanna. Lydia hatte nach der Geburt von Johanna nicht wieder begonnen zu arbeiten.

Johanna wurde mit 6 Jahren eingeschult und kam trotz der Fehlzeiten gut voran. Die Grundschule absolvierte sie in der normalen Zeit, wechselte dann auf das Gymnasium, wo sie ebenfalls gut zurecht kam. Nur auf die Klassenfahrten durfte sie nicht mitfahren, das wäre ihren Eltern viel zu gefährlich gewesen.

Die Infektionen wurden mit der Zeit nicht nur schwerer, sondern auch häufiger. Außerdem sah ihre Lunge auf dem Röntgenbild schon ziemlich überbläht aus. Während des Unterrichtes bekam sie eines Tages einen heftigen Hustenanfall, wobei sie einen stechenden Schmerz spürte und anschließend schlecht Luft bekam. Die Lehrerin, die natürlich über ihre Krankheit Bescheid wußte, informierte Johannas Mutter, die sofort mit ihr ins Krankenhaus fuhr. Dort wurde festgestellt, daß bei dem Hustenstoß ihre überblähte Lunge eingerissen sein mußte und anschließend in sich zusammengefallen war. Damit sie sich wieder entfalten konnte, wurde eine Saugdrainage in den Brustkob gelegt. Wieder mußte Johanna einige Wochen im Krankenhaus bleiben. Im Krankenhaus erhielt sie Sauerstoff über einen Schlauch, der in das Nasenloch gesteckt wurde. Das half ihr sehr. Es wurde beschlossen, daß sie nun auch außerhalb des Krankenhauses Sauerstoff erhalten sollte. Johanna wollte unbedingt das Abitur schaffen, und so ging sie eben mit Sauerstoffflasche in die Schule, die sie allerdings nicht die ganze Zeit benutzte. Ihre Mutter brachte sie mit dem Auto in die Schule und holte sie auch wieder ab. Trotzdem ging es irgendwann nicht mehr, so daß Johanna ihren Traum aufgeben mußte. Sie brach die Schule ab. Alle versicherten ihr zwar, daß sie, wenn es ihr wieder besser gehe, sofort wieder anfangen könne. Den Schuldirektor fragte sie daraufhin, warum er so etwas sagte. Schließlich wüßte doch jeder, daß es für sie keine Verbesserung gebe. Solchen dahingesagten Trost brauche sie nicht.

Zunächst besuchten ihre Schulkameraden sie noch regelmäßig, doch es wurde schnell seltener, daß jemand zu ihr nach Hause kam.

Johanna konnte sich später gar nicht mehr genau erinnern, wann in ihrer Familie zum ersten Mal über eine Lungentransplantation gesprochen wurde. Es war jedenfalls, als diese Methode noch im experimentellen Stadium war. Natürlich verfolgte die ganze Familie die Entwicklung dieser Operation mit großer Aufmerksamkeit. Vor allem André, der inzwischen Medizin studierte, versorgte Johanna immer mit den neuesten Informationen.

Für Johanna stand jedenfalls fest, daß sie, weil eine Lungentransplantation ihre einzige Chance war, sofort zustimmen würde.

Während ihres nächsten Krankenhausaufenthaltes sprach ihr Arzt sie daraufhin an. Sie lag inzwischen auf einer Erwachsenenstation, wurde aber immer noch von den Kinderärzten mitbetreut. Diesen Arzt kannte sie also schon viele Jahre. Inzwischen leitete er die Abteilung, die die Patienten mit zystischer Fibrose betreute. Er war auch für die Transplantationsanmeldungen zuständig. Er erklärte ihr, daß es jetzt wohl soweit wäre, vorher müßten aber noch viele verschiedene Untersuchungen durchgeführt werden. Von ihrem Bruder wußte Johanna, daß man Patienten zur Transplantation anmeldete, wenn man glaubte, daß sie ohne nur noch etwa ein bis zwei Jahre leben würden. Das sagte ihr der Arzt aber nicht. Johanna wußte eigentlich schon lange, wie ihre Erkrankung ohne Transplantation verlaufen würde. Deshalb war dieses Gespräch auch kein Schock für sie. Die folgenden Untersuchungen strengten sie so sehr an, daß sie nur in größeren Abständen durchgeführt werden konnten. Am Ende stand fest, daß Johanna für eine kombinierte Herz-Lungen-Transplantation angemeldet werden würde.

Es war zu gefährlich für sie, die Wartezeit zu Hause zu verbringen, obwohl sich Lydia im Laufe der Jahre zu einer fast perfekten Krankenschwester entwickelt hatte. Lydia bewunderte ihre Tochter insgeheim. Sie wirkte sehr viel erwachsener als André, der um 3 Jahre älter war. Lydia war die meiste Zeit bei Johanna im Krankenhaus, denn sie brauchte inzwischen für jeden Handgriff Hilfe.

Lydia fühlte sich schuldig, daß sie so verzweifelt auf den Tod eines Menschen wartete. Aber ohne daß ein anderer Mensch starb, könnte ihre Tochter nicht leben.

Als sich Johannas Zustand schließlich noch einmal dramatisch verschlechterte, schien alles verloren zu sein. Sie wurde auf die Intensivstation verlegt, wo sie maschinell beatmet werden mußte. Johannas Kinderarzt berichtete der Familie, daß Johanna nun als Notfall bei Eurotransplant gemeldet wäre. In diesen Tagen hatte André eine wichtige Prüfung. Er war sicher, daß Johanna, könnte er sie fragen, sagen würde, daß er natürlich daran teilnehmen müßte und natürlich auch bestehen würde.

Als er nach dem zweiten Prüfungstag seine Eltern im Aufenthaltsraum der Intensivstation traf, weinten beide. Er war sich im ersten Moment sicher, daß seine Schwester gestorben sein müsse. Seine Mutter sagte aber, daß Johanna gerade für die Operation vorbereitet würde. Es waren Herz und Lungen für sie angekommen.

▨ Vorbereitungen zur Transplantation

Kommt ein Patient von seiner Erkrankung her generell für eine Transplantation in Frage, muß geklärt werden, ob dieser Patient speziell für eine solche Behandlung geeignet ist. Die Erkrankung sollte so weit fortgeschritten sein, daß die geschätzte Lebenserwartung ohne Transplantation bei etwa einem bis eineinhalb Jahren liegt. Andere Organsysteme als Herz und Lungen dürfen jedoch nicht unwiderbringlich geschädigt sein.

Patienten für eine Herz-Lungen-Transplantation befinden sich im NYHA-Stadium III-IV (s. Kap. 12). Meist benötigen die Patienten ständig Sauerstoff. Die obere Altersgrenze bei diesen Transplantationen wird sehr kontrovers diskutiert. Dabei gilt, daß Patienten für Herz-Lungen- bzw. Doppel-Lungentransplantationen nicht älter als 50, für Einzel-Lungentransplantationen nicht älter als 60 Jahre sein sollten. Ausschlaggebend wird jedoch immer der tatsächliche Zustand des Patienten sein und nicht das Alter auf dem Papier. Außerdem darf der Patient nicht an schweren Infektionen (ausgenommen Lunge) leiden. Schwerste Verformungen des Brustkorbes komplizieren die Operation sehr. Weiterhin darf der Patient nicht an einer aktiven Krebserkrankung oder anderen schweren Erkrankungen leiden, die die Genesung nach der Operation verzögern würden. Ausgeschlossen sind meist weiterhin Patienten, die ständig auf hohe Dosen Kortison angewiesen sind, weil sich bei ihnen oft die Naht am Anschluß von Luftröhre bzw. Bronchien löst. Für die reine Lungentransplantation muß natürlich das Herz des Patienten eine ausreichende Funktion aufweisen.

Sind alle diese Fragen geklärt und auch, welche Transplantation für diesen Patienten am geeignetesten ist, kann der Patient auf der Warteliste angemeldet werden. Viele Patienten werden die Wartezeit aufgrund ihres kritischen Zustands im Krankenhaus verbringen.

Die Transplantation

Auch bei diesen Transplantationen müssen vor Beginn der Operation in Vollnarkose erst einmal verschiedene Katheter zur Überwachung des Patienten angebracht werden, die auch nach der Operation zunächst dort verbleiben. Die Beatmung erfolgt bei der Einzel-Lungentransplantation über einen Beatmungsschlauch (Tubus), der es erlaubt, beide Lungen einzeln zu beatmen.

Herz und Lunge

Zunächst wird wie bei der Herztransplantation verfahren: Der Brustkorb wird in der Mittellinie eröffnet und die Herz-Lungen-Maschine angeschlossen und in Betrieb genommen. Dann wird das eigene Herz entfernt, wobei die Rückwände der Vorhöfe, die Lungenarterie und der Beginn der Hauptschlagader an ihrem Platz bleiben. Dann müssen die Lungen freigelegt werden. Dabei ist besonders wichtig, daß weder der Zwerchfellnerv, der Nervus phrenicus, noch der Nervus vagus, der einen wichtigen Teil des vegetativen Nervensystems bildet, verletzt werden. Dann kann die Luftröhre 2 cm oberhalb der Gabelung (Carina) durchtrennt und die Lungen entfernt werden. Beim Einsetzen des zusammenhängenden Herz-Lungen-Komplexes wird in der Regel mit der Naht der Luftröhre begonnen, dann werden wie bei der Herztransplantation die Vorhöfe miteinander verbunden und schließlich noch die Aorta angeschlossen. Dann kann langsam von der Herz-Lungen-Maschine wieder auf den normalen Kreislauf übergegangen werden. Vor Verschluß des Brustkorbes werden noch Ableitungen angebracht (Thoraxdrainagen) über die später die Luft aus dem Pleuraspalt abgesaugt wird, um eine ordentliche Entfaltung der Lungen zu gewährleisten.

Ausnahmsweise wird die Herz-Lungen-Transplantation auch bei Patienten mit gesundem Herzen durchgeführt. Dann kann das entnommene eigene Herz an einen anderen Patienten weitergegeben werden, der auf eine

Herztransplantation wartet. Dieses Verfahren wird »Dominotransplantation« genannt.

Einzel-Lungentransplantation

Bei der alleinigen Lungentransplantation wird etwas anders vorgegangen (Abb. 13.4): Für die Einzel-Lungentransplantation wird der Brustkorb seitlich zwischen der 4. und 5. Rippe oder etwas tiefer eröffnet. Als Seite zur Transplantation wird meist diejenige gewählt, die schlechter durchblutet ist. Die Operation wird je nach Zustand des Patienten mit oder ohne Herz-Lungen-Maschine durchgeführt. Zur Entfernung der Lunge müssen die Lungenvenen und die Lungenarterie so nah an der Lunge

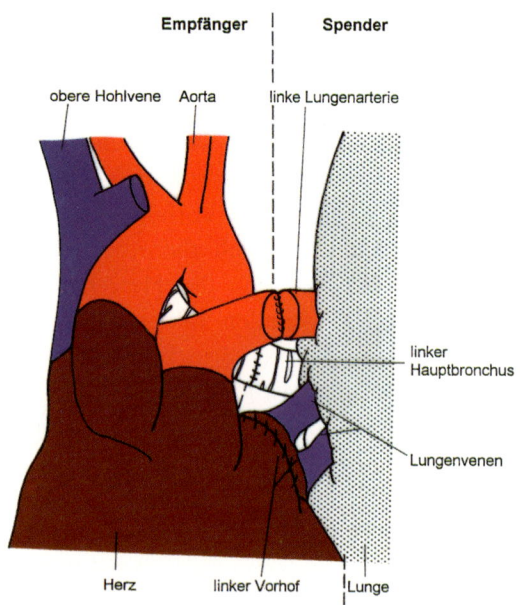

Abb. 13.4. Einzel-Lungentransplantation.

wie möglich abgebunden und durchtrennt werden. Der entsprechende Hauptbronchus wird ebenfalls so nah an der Lunge wie möglich mit einem Klammergerät abgeteilt und durchtrennt. Dann kann die Lunge entfernt werden. Anschließend muß der linke Vorhof freigelegt werden. Dort wird zuerst die Lungenvene angeschlossen, nachfolgend der Hauptbronchus angenäht und zum Schluß die Lungenarterie. Die ganze Zeit wird das Organ weiter gekühlt. Dann können die Klemmen geöffnet und eine Durchblutung des Organs zugelassen werden. Schließlich kann auch mit der Beatmung begonnen werden. Vor Verschluß des Brustkorbes werden auch hier Thoraxdrainagen eingelegt.

Doppel-Lungentransplantation

Hier wird der Brustkorb des Patienten quer von vorn unterhalb der 5. Rippe eröffnet. Auch das Brustbein wird quer durchtrennt. Der weitere Ablauf entspricht in etwa zwei aufeinanderfolgenden Einzel-Lungentransplantationen.

Hierbei ist der Einsatz der Herz-Lungen-Maschine auch vom Zustand des Patienten abhängig.

Am nächsten Tag durfte Familie Unger zu Johanna auf die Transplantationsintensivstation. Obwohl sie durch Johannas lange Krankheit schon viel gewöhnt waren, erschraken sie doch. Johanna befand sich, wie vor der Operation, im Tiefschlaf und wurde von einer Maschine beatmet. Um sie herum befanden sich noch mehr Geräte als vorher. Überall unter dem Laken, das als Bettdecke diente, kamen Schläuche hervor. An diesem Tag konnten sie kurz mit dem Chirurgen sprechen, der Johanna operiert hatte. Er meinte, daß alles gut gegangen sei, es aber noch einige Tage brauchen werde, bis sie ohne die Hilfe der Maschine werde atmen können.

Johanna erinnerte sich später überhaupt nicht an ihre Aufwachphase. Sie fand, daß das auch gut so sei. Das erste, was ihr im Gedächtnis blieb, waren die Drainagen in ihrem Brustkorb, die sie zwar normal nicht spürte, die aber wehtaten, wenn sie sich bewegte. Daran erkannte sie, wie sie später sagte, daß sie am Leben war. Sie holte tief Luft, was erstaunlich gut funktionierte. Ihren Bruder erkannte sie in der grünen Intensivkleidung mit Haube und Mundschutz kaum. Er saß an ihrem Bett und sagte ihr, daß sie transplantiert wäre. Er hatte ihr dasselbe wohl schon mehrfach gesagt, aber erst jetzt verstand und behielt sie es.

Nach der Operation im Krankenhaus

Die Überwachung nach der Operation erfolgt auf einer speziellen Intensivstation. Dort werden Patienten zunächst medikamentös im Tiefschlaf gehalten und maschinell beatmet, bis sicher ist, daß die transplantierte Lunge ihre Funktion aufgenommen hat. Dann kann die Maschine auf unterstützende Beatmung umgestellt werden. In einigen Fällen kann die Beatmungsmaschine bereits nach einem Tag abgestellt werden. Bei den meisten Patienten dauert es aber drei oder mehr Tage, bis der Beatmungsschlauch (Tubus) entfernt werden kann (Extubation). Voraussetzung dafür ist aber, daß der Patient wach und ansprechbar ist. Von den meisten Patienten wird es als unangenehm empfunden, wenn der Beatmungsschlauch beim Aufwachen noch in der Luftröhre ist.

Weil durch die Transplantation die Nerven, die zur Lunge gehören, durchtrennt worden sind, kann der Körper nicht wahrnehmen, wann ein Abhusten von Sekret aus den Luftwegen notwendig ist. Deshalb ist nach der Extubation intensive Atemgymnastik besonders wichtig. Auch Absaugen, eventuell mit einem Gerät zur Spiegelung der Luftwege (Bronchoskopie) gehört zur Routine.

Gut für die Funktion der Lunge ist auch ein frühes Aufstehen des Patienten, was durch die vielen Drainagen ziemlich mühsam sein kann.

Gerade zu Beginn kann es zu operationsbedingten Komplikationen kommen, wie z. B. zu Blutungen aus den Gefäßanschlüssen (Anastomosen), die manchmal eine Nachoperation erfordern.

Wenn es der Zustand des Patienten erlaubt, kann er auf die normale Transplantationsstation verlegt werden. Meist ist dies nach 10 bis 14 Tagen der Fall.

▧ Abstoßung

Trotz der Gabe von abstoßungshemmenden Medikamenten erleiden viele Patienten (bis zu 90 %) eine oder mehrere Abstoßungsepisoden, die oft auch schon während der ersten Woche auftreten. Eine Abstoßung kann einer Infektion der transplantierten Lunge sehr ähnlich sehen: Fieber, Kurzatmigkeit und schlechtere Sauerstoffaufnahme. Besteht der Verdacht auf eine Abstoßung, kann eine Lungenspiegelung (Bronchoskopie) hilfreich sein. Dabei kann mit etwas Flüssigkeit gespült werden (bronchoalveoläre Lavage = BAL). Die Flüssigkeit wird anschließend auf etwaige Erreger einer Infektion untersucht. Die mikroskopische Untersuchung der gewonnenen Flüssigkeit kann auch Hinweise auf eine Abstoßung geben. Außerdem kann bei der Spiegelung mit einer kleinen Zange eine Gewebeprobe (Biopsie) entnommen werden. Die feingewebliche Untersuchung einer solchen Gewebeprobe ist die sicherste Methode, eine Abstoßung zu diagnostizieren. Weil Abstoßungen sich sehr schnell ausbilden können, werden täglich Lungenfunktionsprüfungen durchgeführt und der Brustkorb geröntgt. Diese Untersuchungen helfen auch bei der Erkennung von

Infektionen. Ist eine Abstoßung erkannt, kann sie, wie in Kap. 8 beschrieben, behandelt werden.

Infektionen

Infektionen und deren Folgen sind die gefährlichste Bedrohung für die lungentransplantierten Patienten. Es handelt sich dabei meist um Luftweginfektionen mit Bakterien. Deshalb spielt die Vorbeugung von Infektionen in der Betreuung dieser Patienten eine große Rolle.

Während des Krankenhausaufenthaltes erlernt der Patient, die notwendige Atemgymnastik selbst durchzuführen sowie die Funktion seiner Lunge selbst mit Hilfe eines Spirometers zu überwachen. Auch mit den Medikamenten zur Immunsuppression muß der Patient vor der Entlassung ausreichend vertraut sein.

Schon wenige Tage nach dem Aufwachen fühlte Johanna sich besser als in der Zeit vor der Transplantation. Sie war gerade zum ersten Mal mit Hilfe von André und einer Schwester über den Flur gelaufen. Dann konnte sie auf die normale Transplantationsstation umziehen. Doch einige Tage später bekam sie Fieber und Luftnot. Die neue Lunge hatte sich entzündet. Die Lungenentzündung warf sie wieder eine ganze Strecke zurück. Doch sie überstand auch diese Infektion. Danach ging es stetig bergauf.

Wenn sie manchmal nachts wach lag, hörte sie auf ihren Atem und fragte sich, wer das wohl gewesen war, mit dessen Lunge sie jetzt atmete. War nicht auch der Herzschlag, den sie mit der Hand auf dem Brustkob fühlen konnte, eigentlich der eines anderen Menschen? Trotzdem war sie jetzt nach der Operation viel mehr sie selbst als vorher, als sie noch nicht einmal mehr hatte sprechen können.

Zwei Monate nach der Transplantation wurde sie in eine Kurklinik verlegt. Von dort durfte sie schließlich nach

Hause. Als sie ihr Elternhaus betrat, stellte sie fest, daß sie bei der letzten Fahrt ins Krankenhaus eigentlich nicht daran geglaubt hatte, wieder hierher zurückzukommen. Sie nahm sich vor, das Abitur nachzumachen, nur einfach, um sich zu beweisen, daß es möglich war.

Das Leben danach

Schließlich kann der Patient nach Hause entlassen werden. Dort sind wegen der in der Blumenerde enthaltenen Pilzsporen leider keine Topfblumen und auch keine Haustiere erlaubt. Ansonsten können die Patienten ein weitgehend normales Leben führen. Ein Wiederauftreten der Erkrankung, die zur Lungentransplantation geführt hat, ist äußerst selten. Bei ererbten Erkrankungen besteht der genetische Defekt zwar weiter, die schwerwiegendsten Symptome, z.B. die Lungenerkrankungen bei der Mukoviszidose, treten nicht wieder auf.

Die Betreuung des Patienten wird nach der Transplantation vom Transplantationszentrum gemeinsam mit dem Hausarzt erfolgen.

Die Betreuung konnte inzwischen so verbessert werden, daß nach 2 Jahren über 70 % der Patienten, von denen ohne Operation die meisten gestorben wären, am Leben sind.

14 Knochenmark

Die Transplantation von Knochenmark nimmt in verschiedener Hinsicht eine Sonderstellung unter den einzelnen Transplantationsformen ein. Schließlich wird hier kein komplettes Organ an einer festen Stelle eingepflanzt, sondern es werden Zellen infundiert, die ihren Weg an den angestammten Platz selbst finden. Auch die immunologischen Auswirkungen sind vielfältiger, weil hier ein Teil des Abwehrsystems selbst transplantiert wird. Außerdem wird Knochenmark nur Lebendspendern entnommen.

Als Christian Schwarz Weihnachten den Tannenbaum die Treppe hochtrug, bemerkte er zum wiederholten Mal, daß er mit seiner Last kaum noch in den vierten Stock hinaufkam. Mehrfach mußte er pausieren, weil er so außer Atem war. Oben vor der Wohnungstür wartete seine kleine Tochter Anna, die schon vorgelaufen war: »Papa, kommst Du jetzt endlich?« Vater und Tochter hatten am gleichen Tag Geburtstag: Anna würde im nächsten Sommer ihren 6. Geburtstag feiern, er seinen 29. Seit er im letzten Sommer durch den Konkurs seines Arbeitsgebers arbeitslos geworden war, führte er den Haushalt und betreute die Tochter. Seine Frau Anke war noch nicht zu Hause, sie mußte den halben Heiligabend noch in dem Einrichtungshaus, wo sie angestellt war, arbeiten. Beim Aufstellen des Tannenbaums stieß er sich kräftig und ärgerte sich, daß er nun schon wieder einen dieser dicken blauen Flecken bekäme. Der Heiligabend wurde natürlich trotzdem ein voller Erfolg, besonders für Anna.

Aufgaben des Knochenmarks und Folgen von Knochenmarkerkrankungen

Im Knochenmark werden die Zellen des Blutes gebildet, vornehmlich in den platten Knochen, wie Beckenknochen und Brustbein und in den langen Röhrenknochen. Dabei entwickeln sich die einzelnen Zellarten aus gemeinsamen Stammzellen (pluripotenten Stammzellen) über Vorläuferzellen zu den fertigen Blutzellen.

Mengenmäßig überwiegen die roten Blutkörperchen (Erythrozyten), deren Aufgabe es ist, im Blut Sauerstoff an den roten Blutfarbstoff (Hämoglobin) gebunden zu transportieren. Die Lebensdauer eines roten Blutkörperchens beträgt etwa 120 Tage. Täglich werden etwa 0,8 % der roten Blutkörperchen eines Erwachsenen gegen neue ausgetauscht; pro Minute werden dafür 160 Millionen rote Blutkörperchen neu gebildet. Bei Mangel an rotem Blutfarbstoff oder roten Blutkörperchen kommt es zur Blutarmut, zur Anämie, die zu Müdigkeit und Abgeschlagenheit, später auch zu Atemnot führen kann.

Auch ein Teil der verschiedenen Arten weißer Blutkörperchen (Leukozyten) wird im Knochenmark gebildet. Dies sind die unspezifischen Abwehrzellen (s. Kap. 8) wie Monozyten und Granulozyten. Die spezifischen Abwehrzellen dagegen, die Lymphozyten, entstehen in lymphatischen Organen wie den Lymphknoten oder der Milz, in geringeren Mengen auch im Knochenmark. Granulozyten (so benannt wegen der anfärbbaren Körnchen »Granula« in den Zellen) bilden die Mehrzahl der weißen Blutkörperchen. Auch sie werden noch in Untergruppen aufgeteilt. Ihre Aufgabe ist die unspezifische Abwehr, d. h. sie zerstören Bakterien und räumen Gewebetrümmer ab. Eiter besteht überwiegend aus abgestorbenen Granulozyten (neutrophilen Granulozyten). Nachdem sie aus dem Knochenmark freigesetzt worden sind, zirkulieren sie nur kurz im Blut, etwa 6 bis 8 Stunden, um sich dann, z. B. an Schleimhäuten, ihren Aufgaben zu widmen. Andere Granulozytenarten (eosinophile, basophile) spielen eine wichtige Rolle bei allergischen Reaktionen.

Die Lymphozyten sichern die spezifische Abwehr. Sie sind gegen bestimmte, dem Körper durch vorherigen oder langandauernden Kontakt schon bekannte Eindringlinge (Antigene) gerichtet. So erkennen Gedächtniszellen ein Antigen unter Umständen noch nach Jahren. B-Lymphozyten produzieren Antikörper, T-Lymphozyten regeln in einem komplizierten Gefüge von Botenstoffen die Antwort des Immunsystems. Ein Mangel oder die Produktion von funktionslosen weißen Blutkörperchen führt also zu einer Lücke des Abwehrsystems, die je nach ausgefallener Zellgruppe bestimmte Infektionen zur Folge haben kann.

Schließlich entstammen auch die Blutplättchen (Thrombozyten) dem Knochenmark. Sie zirkulieren nur 5 bis 11 Tage im Blut. Blutplättchen sind für einen wichtigen Teil der Blutgerinnung zuständig und zur Blutstillung notwendig. Bei einem Mangel an Blutplättchen kann es zu einer erhöhten Blutungsneigung kommen.

Alle diese Blutzellen stammen ursprünglich von gemeinsamen Vorläufern ab, den sogenannten Stammzellen.

Bei Erkrankungen des Knochenmarks kann es einerseits zu einer überhöhten Produktion von einer oder mehreren der beschriebenen Zellarten kommen. Diese Zellen sind dann aber meist nicht in der Lage, ihre Aufgaben wahrzunehmen. Andererseits kann es zu einer verminderten Produktion von Zellen kommen, die ebenfalls eine oder alle Zellarten betreffen kann.

Mitte Januar begann es zu schneien. Christian veranstaltete mit seiner Tochter eine Schneeballschlacht, von der sie beide völlig durchnäßt und erschöpft zurückkehrten. Zwei Tage später husteten und schnupften Vater und Tochter. Während Anna sich schnell wieder erholte, bekam Christian hohes Fieber und schließlich kaum noch Luft, so daß er schließlich doch zum Arzt ging. Der ließ ein Röntgenbild der Lunge anfertigen, diagnostizierte eine Lungenentzündung und wies ihn ins Krankenhaus ein. Widerstrebend begab sich Christian dorthin. Im Krankenhaus wurde unter anderem Blut abgenommen. Dies wurde mehrfach wiederholt. Auf Nachfragen erfuhr er, daß »irgendetwas mit seinem Blut nicht in Ordnung wäre«. Christian wurde langsam nervös, bisher hatte er gedacht, sein Hauptproblem sei die Lungenentzündung, und nun vermieden es die Ärzte, ihm in die Augen zu sehen, wenn sie über dieses »irgendetwas« sprachen, das mit seinem Blut nicht in Ordnung sei. Schließlich erklärte man ihm, daß eine Knochenmarkpunktion notwendig sei, um eine Diagnose zu stellen. Sofort willigte Christian ein, schließlich wollte er selbst wissen, was mit ihm los war. Das Ergebnis traf ihn trotz aller Vorahnungen unvorbereitet: Blutkrebs, er war an Leukämie erkrankt. Danach konnte er kaum noch den Erklärungen der Stationsärztin folgen, daß er eine Form von Leukämie habe, die sich akute myeloische Leukämie nannte, die eigentlich bei jungen Erwachsenen nicht häufig, aber eben auch nicht ausgeschlossen wäre, daß man jetzt eine Chemotherapie durchführen müsse und so weiter.

Erkrankungen des Knochenmarks, die zur Transplantation führen können, und ihre Behandlung

Bösartige Erkrankungen

Die erste Gruppe von Erkrankungen, bei denen zur Behandlung unter Umständen eine Knochenmarktransplantation durchgeführt werden kann, sind die bösartigen Knochenmarkerkrankungen. Diese werden oft unter dem Begriff »Blutkrebs« zusammengefaßt, obwohl das eigentlich erkrankte Organ das Knochenmark ist. Der medizinische Oberbegriff ist Leukämie. Leukämie (leukos, griechisch = weiß) heißt übersetzt »weißes Blut«. Charakteristisch für die Leukämien ist nämlich eine Vermehrung von weißen Blutkörperchen. Je nachdem, welche Sorte weißer Blutkörperchen im Überschuß produziert wird, trägt die Leukämie einen anderen Namen:

- Sind es die Granulozyten, heißt sie myeloische Leukämie,
- sind es die Lymphozyten, heißt sie lymphatische Leukämie.

Zusätzlich unterscheidet man bei beiden Arten noch eine akute und eine schleichende (chronische) Form.

Die akute lymphatische Leukämie (ALL) kommt vor allem bei Kindern vor, die akute myeloische (AML) vor allem bei Erwachsenen. Meist äußert sich die Krankheit in allgemeinen Symptomen wie Abgeschlagenheit, Fieber und Nachtschweiß. Weil das Knochenmark fast ausschließlich weiße Blutkörperchen produziert, können nicht genügend rote Blutkörperchen und Blutplättchen gebildet werden. Es kommt zur Blutarmut, bei der der Patient blaß und müde ist, unter Umständen an Luftnot leidet. Durch den möglichen Mangel an Blutplättchen kommt es zur Blutungsneigung. Weil die in großen Mengen gebildeten weißen Blutkörperchen funktionsuntüchtig sind, also ihre Abwehraufgaben nicht wahrnehmen können, sind die Patienten für Infektionen anfällig.

Die chronischen Leukämien dagegen beginnen schleichend, oft vergehen bis zur Diagnosestellung Jahre. Bei der chronischen myeloischen Leukämie (CML) ist vor allem die Milz vergrößert, dadurch kann es zu einem Druckgefühl im linken Oberbauch kommen. Ansonsten ist der Patient hauptsächlich müde und abgeschlagen. Die CML kann in Schüben (Blastenschub) verlaufen, die dann einer akuten Leukämie ähnlich sind.

Alle Leukämien kann man mit Blutuntersuchungen und Knochenmarkpunktionen diagnostizieren. Die Behandlung der Leukämien erfolgt mit Hilfe der Chemotherapie, wobei eine Reihe verschiedener Medikamente in unterschiedlichen Kombinationen in Betracht kommen.

Bei den akuten Leukämien wird sehr früh und aggressiv mit Chemotherapie behandelt, bei der CML eher vorsichtig und bei der CLL so spät wie möglich. Die ALL des Kindesalters hat durch die Chemotherapie die besten Heilungschancen.

Außer der Chemotherapie muß der Patient eine unterstützende Behandlung erhalten, d. h er muß vor Infektionen geschützt werden und gegebenenfalls Blut oder Blutplättchen transfundiert bekommen.

Kommt es zu einer Normalisierung von Blutbild und Knochenmark, spricht man von einer Remission, die leider oft nur temporär ist. Eine Knochenmarktransplantation bei den akuten Leukämien kann am besten während einer solchen Remission durchgeführt werden, bei der CML auch in der chronischen Phase. Bei der CLL kommt die Transplantation eher ausnahmsweise in Frage. Außerdem kann auch bei einigen anderen bösartigen Erkrankungen der Lymphknoten (Hodgkin- und Non-Hodgkin-Lymphom) Knochenmark transplantiert werden.

Eine Sonderstellung nimmt die Knochenmarktransplantation bei bösartigen Erkrankungen ein, die nicht das Knochenmark betreffen. Bei einer hochdosierten Chemotherapie, z. B. bei Brustkrebs, kann es als Nebenwirkung zu schweren Schäden des Knochenmarks kommen, weshalb häufig die Therapie niedriger dosiert werden oder gar abgebrochen werden muß, um das Leben des Patienten zu retten. Deshalb kann dem Patienten vor der Therapie Knochenmark entnommen und bei 4°C gekühlt für mehrere Tage gelagert oder eingefroren werden. Nach der Therapie wird dieses eigene Knochenmark zurückgegeben (autologe Knochenmarktransplantation).

Gutartige Erkrankungen

Auch gutartige Erkrankungen können zu einem Versagen des Knochenmarks führen. Dann werden Blutkörperchen aus verschiedenen Gründen nicht mehr nachgebildet (aplastische Anämie). Im schlimmsten Fall führt dies zu einem lebensgefährlichen Abfall aller drei Arten von Blutkörperchen (Panzytopenie), der sich in Müdigkeit, Blässe, Atemnot sowie Fieber und Infekten äußert. Zusätzlich kommt es zu Blutungen aus dem Zahnfleisch und zu Nasenbluten. Auch kleine punktförmige Hautblutungen (Petechien) können auftreten. Im Labor zeigt sich im Blut ein Mangel aller Zellarten. Im Knochenmark findet man ein charakteristisch leeres Bild, weil von allen Zellreihen zuwenig gebildet wird.

In etwa zwei Drittel der Fälle bleibt die Ursache der Erkrankung unbekannt. Sie kann auch angeboren sein (Fanconi-Anämie). Auch Vergiftungen (z. B. mit Benzol) können zu einer aplastischen Anämie führen. Ebenso kann sie als Folge ionisierender Strahlung auftreten, wie in Hiroshima und Tschernobyl beobachtet wurde. Auch einige Medikamente können eine solche Anämie verursachen, die sich allerdings nach dem Absetzen meist – leider nicht immer – wieder zurückbildet. Zu diesen Medikamenten zählen das heute selten angewandte Antibiotikum Chloramphenicol und Goldpräparate, mit denen die rheumatoide Arthritis behandelt wird.

Leichtere Fälle von aplastischer Anämie können durch reine unterstützende Therapie behandelt werden, indem dem Patienten rote Blutkörperchen und Blutplättchen transfundiert werden. Im Hinblick auf eine vielleicht doch nötige Knochenmarktransplantation sollte so wenig Blut wie möglich und kein Blut von Verwandten gegeben werden. Außerdem dürfen in den entsprechenden Blutprodukten keine weißen Blutkörperchen enthalten sein, denn sonst könnte der Patient unter Umständen bereits Antikörper dagegen bilden, die eine spätere Transplantation sehr erschweren würden. Außerdem kann das Knochenmark durch die Gabe von bestimmten Wachstumsfaktoren angeregt werden, mehr Zellen zu produzieren. So kann das normalerweise in der Niere gebildete Erythropoetin die Bildung von roten Blutkörperchen anregen, Neupogen (G-CSF = Granulocyte colony stimulating factor) die der weißen Blutkörperchen. In schweren Fällen ist allerdings eine Knochenmarktransplantation unausweichlich.

Angeborene Erkrankungen

Schließlich gibt es verschiedene seltene angeborene Erkrankungen, bei denen Betroffenen durch eine Transplantation geholfen werden kann. Bei der Thalassämie, die vor allem im Mittelmeerraum (Thalassa : griech. Meer) auftritt, kann der rote Blutfarbstoff nicht in ausreichenden Mengen gebildet werden. Auch Patienten mit schweren angeborenen Defekten der Abwehr (SCID =Severe combined immunodeficiency und anderen Krankheiten) kann durch eine Transplantation geholfen werden.

Die Chemotherapie vertrug Christian relativ gut. Zwar fielen ihm die Haare aus, er litt an Übelkeit und Durchfall, aber mit Hilfe seiner Familie, die ihn, wann immer es ging, besuchte und unterstützte, erschien ihm diese Zeit weniger schlimm, als er erwartet hatte. Schließlich wurde er noch einmal gründlich durchuntersucht. Auch das Knochenmark wurde wieder einmal punktiert. Überglücklich erfuhren Anke und Christian Schwarz das Ergebnis: Es waren keine Leukämiezellen mehr nachweisbar. Nun wurde ein Problem aktuell, das sie bisher beide sehr weit von sich geschoben hatten. Der Oberarzt hatte ihnen erklärt, daß eine vollständige Besserung, die er Remission genannt hatte, zwar erfreulich wäre, aber keine Heilung bedeutete. Eine Heilung wäre nur durch eine Transplantation von Knochenmark möglich. Allerdings leuchtete es Christian damals überhaupt nicht ein, weshalb in einer Phase, in der keine bösartigen Zellen nachweisbar waren, eine so gefährliche Therapie durchgeführt werden sollte. Es ging ihm doch besser, von seinen Laborwerten her war er so gut wie geheilt. Trotzdem seien immer noch einzelne Leukämiezellen irgendwo versteckt, meinte der Arzt, die früher oder später einen Rückfall verursachen würden. Wenn man dann transplantierte, wären seine Aussichten schlechter. Schließlich stimmte Christian zu. Als Spender kam am besten einer seiner zwei Brüder in Frage, die daraufhin getestet wurden, ob ihr Knochenmark zu Christian passen würde. Er hatte Glück. Nicht nur, daß sein Bruder Michael bereit war, ihm Knochenmark zu spenden, es paßte auch. Während der gesamten Vorbereitungsphase beruhigte sich Christian, daß die Knochenmarktransplantation schon nicht schlimmer werden würde als die Chemotherapie. Schließlich war es soweit, ein Bett auf der Knochenmarktransplantationsstation war frei für ihn. Anke hatte Urlaub genommen, Anna war bei den Großeltern untergebracht. Die Station erschien ihm unwirklich. Es gab nur kleine Einzelzimmer mit einem Vorraum, von dem das Zimmer durch Glas mit Schiebeklappen und durchsichtigem Plastikvorhang getrennt war. Privatkleidung war nicht erlaubt, alle Patienten, Besucher, Pflegepersonal und Ärzte trugen die gleiche Schutzkleidung. Von den anderen Patienten sah Christian nichts, denn sie waren alle in ihren Zimmern isoliert und durften nicht hinaus. Vor der eigentlichen Transplantation wurde Christian Schwarz mehrfach bestrahlt und erhielt noch mehr Chemotherapie. Nun wurde auch er in seinem Zimmer isoliert. Seine Frau sah er nur noch durch die Glasscheibe, berühren konnte sie ihn nur durch einen Handschuh, der im Plastikvorhang eingebaut war. Er hatte sich noch nie in seinem Leben so verlassen gefühlt. Wenn jemand sein Zimmer betrat, dann nur mit Mundschutz, Haube, Kittel und Handschuhen. Er konnte nur die Augenpartie der Menschen sehen.

Vorbereitungen zur Transplantation

Ist die generelle Entscheidung zur Knochenmarktransplantation gefallen, muß zunächst ein geeigneter Spender gefunden werden. Im Gegensatz zu den meisten anderen transplantierten Organen wird das Knochenmark lebenden Menschen entnommen. Es muß allerdings besonders gut zum Empfänger passen. Deshalb werden zunächst – soweit vorhanden – die Geschwister des Patienten getestet. Dazu ist nur eine Blutentnahme notwendig. Leider haben nur etwa ein Drittel der Patienten genetisch passende Geschwister – absolut ideal wären natürlich eineiige Zwillinge. Deshalb wurden Karteien freiwilliger Spender eingerichtet, die im Fall, daß ihr Knochenmark für einen Kranken geeignet ist, bereit sind, Knochenmark zu spenden. Unter Verwandten wird die Knochenmarkspende von einem geeigneten Spender relativ selten verweigert. Der Druck auf den Spender durch die Familie ist natürlich erheblich. Trotzdem darf nicht vergessen werden, daß er sich einem Eingriff unterzieht, der nicht völlig komplikationsfrei ist.

Ein Knochenmarkspender muß natürlich gesund sein. Deshalb wird der etwaige Spender vor der Knochenmarkentnahme noch einmal gründlich untersucht. Sein Blut wird auf Zeichen von Hepatitis und anderen Infektionen getestet. Einige Wochen vor der Entnahme kann der Spender Eigenblut spenden, das ihm nach der Knochenmarkentnahme zurückgegeben werden wird, um den Blutverlust auszugleichen.

Wichtig ist, daß der Empfänger zum Zeitpunkt der Transplantation an keinerlei Infektionen, wie z. B. Mandelentzündungen, leidet. Deshalb wird auch er vor Beginn der Behandlung noch einmal gründlich untersucht. Außerdem ist für ihn oft noch eine kleine Operation notwendig. Meist bekommt er einen Katheter in eine Vene eingepflanzt, der es ermöglicht, ihm Infusionen zu geben, ohne ihn jedesmal neu stechen zu müssen. So wird auch dieses Infektionsrisiko nach der Transplantation gesenkt.

Anschließend wird der Patient in die Knochenmarktransplantationsstation eingeschleust. Diese Station ist eine spezielle Isolierstation, in der die Patienten besonders gut vor Infektionen geschützt werden können. Weil der Körper jedes Menschen mit einer Vielzahl von normalerweise völlig harmlosen Keimen besiedelt ist, die dem Patienten nach der Transplantation aber gefährlich werden könnten, erhält er vor der Behandlung Medikamente, die die Keimzahl erheblich verringern. Um zu verhindern, daß das neue Knochenmark vom Abwehrsystem des Empfängers abgestoßen wird, muß das eigene Knochenmark mitsamt dem Abwehrsystem möglichst vollständig zerstört werden. Dies geschieht durch eine hochdosierte Chemotherapie, eventuell zusammen mit Bestrahlung. Bei Leukämiepatienten können so auch die leukämischen Zellen im Knochenmark zerstört werden. Danach ist der Patient extrem infektionsgefährdet, so daß er auf der Isolierstation in einem speziell gereinigtem Zimmer in einer Art Zelt leben muß, bis das neue Knochenmark seine Arbeit aufgenommen hat (Abb. 14.1). Die Nebenwirkungen dieser Chemotherapie entsprechen denen, die vielen Patienten schon von vorigen Chemotherapien bekannt sind: Erbrechen, Durchfall, Entzündung der Mundschleimhaut. Oft muß der Patient deswegen für eine Weile künstlich ernährt werden.

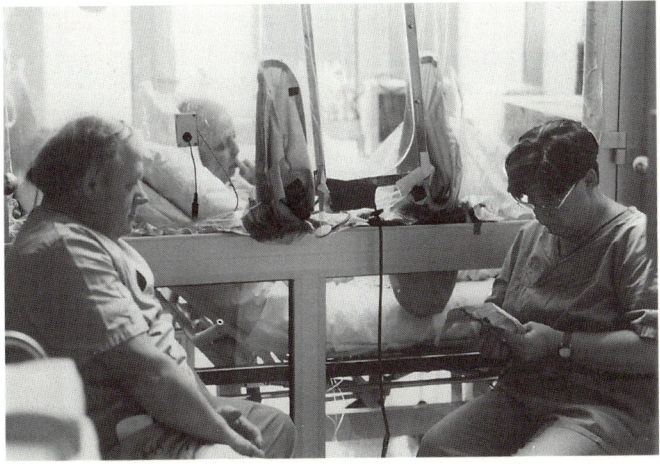

Abb. 14.1. Leben in der Isolation: Ein Plastikzelt als Schutz vor Keimen.

Die eigentliche Transplantation war denkbar unspektakulär. Er konnte sie nicht von einer der üblichen Bluttransfusionen unterscheiden. Das sollte alles gewesen sein? Es war kaum vorzustellen, daß die Zellen allein ihren Weg an den richtigen Ort in seinem Körper finden sollten. Die Nebenwirkungen von Bestrahlung und Chemotherapie machten solchen Gedanken vorerst ein Ende. Diesmal traf es ihn besonders hart. Christian mußte trotz Medikamenten dauernd erbrechen, auch der Durchfall war nicht zu stoppen, seine Mundschleimhaut schien sich aufzulösen. Während dieser Zeit wünschte sich Christian Schwarz, sich nie auf die Transplantation eingelassen zu haben. Vorher war es ihm doch so gut gegangen. Er empfand heftige Wut gegenüber dem Pflegepersonal und den behandelnden Ärzten, die ihn in diese Situation gebracht hatten. Auch seine Frau blieb nicht verschont.

An der Glasscheibe hing ein Bild, das Anna für ihn gemalt hatte. Es zeigte, wie sie sich die Knochenmarkspende ihres Onkel Michael an ihren Vater vorstellte: Ein buntes Männchen gab einem zweiten Männchen ohne Haare einen Knochen.

Die Transplantation

Zunächst wird dem Spender Knochenmark entnommen (Abb. 14.2). Dies geschieht meist in Vollnarkose oder in Rückenmarkanästhesie (Spinalanästhesie). Dazu wird mit großen Nadeln ein Gemisch aus Blut und Knochenmark aus dem Beckenknochen abgesaugt, meist von hinten aus dem Beckenkamm. Mehrere Punktionsstellen rechts und links sind notwendig. Reicht dies nicht aus, kann der Beckenkamm auch von vorn punktiert werden. Etwa 750 bis 1500 ml Punktat sind notwendig. Beim Spender wird das Knochenmark schnell wieder nachgebildet. Die gesamte Prozedur dauert im Durchschnitt etwas länger als eine Stunde. Anschließend erhält der Spender das von ihm vorher gespendete Blut zurück. Der Spender wird meist anschließend noch 1 bis 2 Tage im Krankenhaus überwacht. Für einige Wochen kann ihm ein Eisenpräparat verabreicht werden, um die Blutbildung zu verbessern. An Nebenwirkungen für den Spender sind zu nennen: Schmerzen im Hüft-Becken-Bereich, die meist nach den ersten Wochen wieder verschwinden. Sie sind durch die Verletzungen durch die Punktion des Knochens entstanden. Bis zu einem Zehntel der Spender bekommt Fieber, das nicht auf eine Infektion zurückzuführen ist und nach 1 bis 2 Tagen wieder zurückgeht. Auch die Gabe von Bluttransfusionen anderer Blutspender kann notwendig werden, wenn das eigengespendete Blut nicht ausreicht. Lebensgefährliche Komplikationen treten bei 0,1 % bis 0,4 % der Spender auf. Ein Großteil davon ist Folge der Vollnarkose.

Eine noch einfachere Methode besteht darin, mit einem speziellen Verfahren die Stammzellen der weißen Blutkörperchen aus dem Blut des Spenders herauszufiltern. Dabei ist keine Knochenmarkpunktion notwendig.

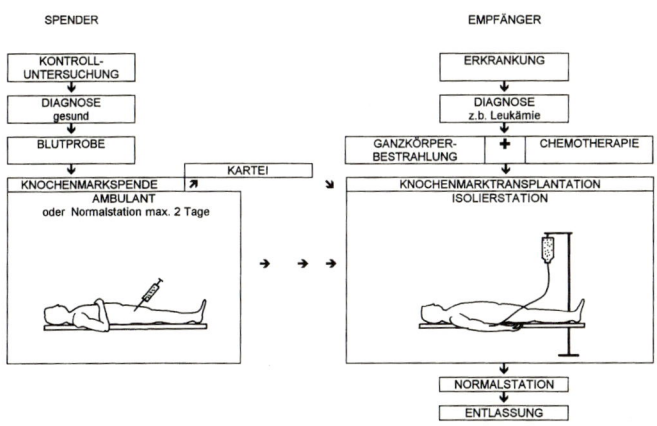

Abb. 14.2. Ablaufschema der Knochenmarktransplantation.

Bevor das entnommene Knochenmark dem Empfänger verabreicht werden kann, müssen noch die T-Lymphozyten entfernt werden, damit sie später nicht den Körper des Empfängers angreifen. Das entnommene Knochenmark ist etwa einen Tag haltbar. Die eigentliche Knochenmarktransplantation erfolgt als Tropfinfusion wie z. B. eine Blutkonserve. In der Blutbahn des Empfängers finden die Knochenmarkstammzellen von selbst ihren Weg und siedeln sich in den Markräumen an. Bis zum Ende der kritischen Phase, auch bei völlig komplikationslosem Verlauf mindestens 2 bis 3 Wochen, muß der Patient zur Überwachung auf der Spezialstation bleiben. Die Länge des Krankenhausaufenthaltes insgesamt ist sehr unterschiedlich.

Die ersten Wochen nach der Transplantation würden zeigen, ob Christians Körper Michaels Knochenmark annimmt. Alle wußten um die Folgen, die das Nichtannehmen haben würde. Anke war fast ständig in der Klinik. Sie fühlte sich so hilflos durch die Glasscheibe. Jeden Tag wartete sie ängstlich auf die Blutwerte. Christian dagegen schien sich überhaupt nicht dafür zu interessieren, er schien ganz mit seiner Wut und seinem Schmerz in sich abgeschlossen zu sein. Im Moment war es nicht nur die Glasscheibe, die sie beide trennte.
Seine Situation besserte sich langsam, er wurde aber immer wieder von Infektionen zurückgeworfen. Er war zwar sehr schwach und hatte viel an Gewicht verloren, doch nach einiger Zeit konnte er wieder allein aufstehen. Es war ihm sehr unangenehm, so kahl, schmal und schwach vor seiner Frau zu stehen. Anke ließ sich nichts anmerken, doch auch ihr tat es sehr weh, ihn so zu sehen und nicht helfen zu können.
Schließlich wurde die Isolation nach langen Wochen aufgehoben, Christian konnte auf die Normalstation zurückkehren. Endlich durfte auch Anna ihn besuchen. Sie brach unbewußt die Spannung, die zwischen ihren Eltern entstanden war. Anna fragte spontan, weshalb ihr Papa

so dünn geworden sei, wo doch Onkel Michael ihm was von seinen Knochen gegeben habe. Bis allerdings die Distanz, die sich zwischen Christian und Anke aufgebaut hatte, überwunden war, dauerte es noch eine Weile.

Komplikationen der Knochenmark-transplantation

Abstoßung

Trotz der Vorbehandlung des Empfängers kann es zu Abstoßungsreaktionen seines Immunsystems gegen das transplantierte Knochenmark kommen, das dann seine Funktion nicht richtig aufnehmen kann. Bei Leukämiepatienten passiert dies seltener als bei gutartigen Grunderkrankungen. Die Ursache ist vermutlich, daß die Patienten mit bösartigen Erkrankungen höhere Dosen an Chemotherapie und eventuell Bestrahlung erhalten, um alle Tumorzellen abzutöten.

Graft versus Host Reaction (»Transplantat-kontra-Empfänger-Krankheit«)

Bei der Transplantation von Knochenmark kann es zu einem speziellen Problem kommen, das bei keiner anderen Transplantationsform möglich ist. In Form des Knochenmarks wird ein komplettes fremdes Abwehrsystem in einen anderen Körper verpflanzt. Deshalb ist es möglich, daß dieses Abwehrsystem gegen den Körper, in dem es sich befindet, reagiert. Diese Reaktion wird »Graft versus host disease« (GVHD) genannt, d.h. Transplantat-kontra-Empfänger-Krankheit. Hauptsächlich scheinen dabei T-Lymphozyten gegen Empfängermerkmale zu reagieren. Dieses Risiko kann durch Herausfiltern der T-Lymphozyten vor der Transplantation gesenkt werden. Auch durch die Spende von Knochenmark durch HLA-gleiche Geschwister – soweit möglich – ist das der Fall. Die akute GVHD tritt in den ersten Woche nach der Transplantation auf. Sie betrifft vor allem Haut, Leber und Darm. Dies kann von leichten umschriebenen Hautrötungen bis hin zur generalisierten Form reichen, bei der es zur Blasenbildung und Ablösung der Haut kommt. Besonders betroffen sind die Handflächen, Fußsohlen und das Gesicht. Ist die Leber mitbetroffen, kann es zur Gelbfärbung der Haut kommen (Ikterus). Auch der Darm wird angegriffen, z.T. kann die gesamte Schleimhaut abgelöst sein. Es kommt zu Durchfällen, Blutungen und krampfartigen Bauchschmerzen. Die GVHD wird im allgemeinen in 4 Schweregrade unterteilt.

Interessanterweise hat die GVHD einen positiven Einfluß auf das Wiederauftreten der Leukämien: Bei Patienten mit leichter GVHD wurden weniger Rückfälle beobachtet als bei Patienten ohne diese Erkrankung.

In unterschiedlichen Untersuchungen wurde die GVHD aller Schweregrade bei 25 bis 75 % der Patienten beobachtet. Diese Zahlen beinhalten aber auch die sehr leichten Formen.

Vorbeugend erhalten alle Patienten Medikamente, die eine GVHD verhindern sollen. Dies sind vor allem Ciclosporin und Methotrexat. Die leichte GVHD bedarf keiner speziellen Behandlung. Zur Behandlung der schwereren Formen wird zunächst Kortison benutzt. Hat dies keinen Erfog, so können z. B. Antikörper gegen T-Lymphozyten verwendet werden (OKT3). Außerdem erhalten die Patienten eine unterstützende Behandlung: Gegebenenfalls künstliche Ernährung und Antibiotika, um Infektionen vorzubeugen.

Die chronische Form tritt später auf und führt u.a. zu Hautverhärtungen, trockener Mundschleimhaut und

Lungenveränderungen. Auch sie wird mit Kortison und anderen immunsuppressiven Medikamenten behandelt.

Infektionen

Infektionen des Lungengewebes (interstitielle Pneumonie) treten bei Patienten mit Knochenmarktransplantationen besonders häufig auf. Diese sind meist durch Viren (Zytomegalieviren, CMV) verursacht. Heute können solche Erkrankungen mit einem Medikament gegen Viren behandelt werden. Auch Infektionen mit Bakterien und anderen Viren als CMV sind besonders in der Anfangszeit häufig.

> Schlimme Komplikationen blieben Christian erspart. Nach seiner Entlassung aus dem Krankenhaus waren zunächst seine Eltern mit bei ihnen eingezogen, um ihn zu versorgen, da Ankes Urlaub bereits weit überzogen war. Ihr Arbeitgeber hatte ihr großzügigerweise bezahlten Sonderurlaub gegeben. Nach einem halben Jahr war Christian in der Lage, mit Ankes Unterstützung wieder mit der Haushaltsführung zu beginnen. Annas Einschulung war um ein Jahr verschoben worden, weil sie sehr unter der Krankheit ihres Vaters gelitten hatte.
> Inzwischen war er der Meinung, daß die Mühen sich für das gewonnene Leben gelohnt hatten. Die Angst vor jeder Kontrolluntersuchung aber blieb. Etwa die Hälfte der wegen Leukämie Transplantierten erleidet einen Rückfall. Bisher war er nicht dabeigewesen.

Das Leben danach

Nach der Entlassung muß der Patient natürlich regelmäßig kontrolliert werden. Abgesehen von der regelmäßigen Medikamenteneinnahme und etwaigen Kompli-

kationen ist ein relativ normales Leben, auch mit Wiederaufnahme des Berufes, möglich.

Die gutartigen Erkrankungen sind nach erfolgreicher Knochenmarktransplantation geheilt. So sind nach
5 Jahren noch 60 bis 70 % der Patienten, die wegen aplastischer Anämien eine Knochenmarktransplantation erhalten haben, am Leben. Dies erscheint zwar auf den ersten Blick wenig, sollte jedoch damit verglichen werden,
daß ohne Transplantation 90 % in den ersten 3 Monaten
nach Diagnosestellung sterben.

Bei den bösartigen Erkrankungen stellen Rückfälle
eines der schwierigsten Probleme dar. Etwa die Hälfte der
Patienten lebt mindestens 5 Jahre ohne einen Leukämie-
rückfall. Dies ist allerdings abhängig vom Zeitpunkt der
Transplantation.

Kinder sind nach der Transplantation in ihrem
Wachstum oft zunächst hinter ihren Altersgenossen zurück. Je nach der vorbereitenden Chemotherapie und
dem Verlauf nach der Transplantation können die Kinder
später normal weiterwachsen und eventuell sogar wieder
aufholen. Das Wachstum von Kindern, die vor der Transplantation eine Bestrahlung erhielten, ist deutlich verlangsamt. Sie bleiben meist kleiner als ihre Altersgenossen. Auch für das normale Eintreten in die Pubertät ist
die Vorbehandlung entscheidend. Je nach Chemotherapie
kann die Pubertät zum normalen Zeitpunkt beginnen
und einen normalen Verlauf nehmen. Später ist zum Teil
auch die Zeugung bzw. Geburt gesunder Kinder möglich.
Nach einer Bestrahlung ist teilweise die Gabe von Ge-
schlechtshormonen für eine normale Pubertät notwendig. Ähnlich verhält es sich mit der Möglichkeit von
Schwangerschaften nach der Transplantation bei erwachsenen Frauen. Je nach Vorbereitung ist die Geburt
gesunder Kinder möglich.

15 Gewebetransplantationen

Im Gegensatz zur Transplantation ganzer Organe werden einzelne Gewebearten des Menschen schon sehr viel länger transplantiert. Unter dem etwas unklaren Überbegriff Gewebetransplantation ist die Übertragung von unterschiedlichen menschlichen Bestandteilen zusammengefaßt. Hierzu gehört z. B. die Hauttransplantation bei Patienten, die schwere Verbrennungsverletzungen haben und die ohne eine solche Hautübertragung nicht weiterleben könnten, oder die Transplantation von Knochen, Knochenspänen oder Knorpeln, die in der Unfallchirurgie zu einer deutlichen Verbesserung der Behandlung oder Ausheilung von schweren Verletzungen geführt hat. Beispielhaft sollen in diesem Kapitel zwei Gewebe besprochen werden, die mit unseren Sinnen eng verknüpft sind: dem Sehen und dem Hören. In der Hornhaut- und der Gehörknöchelchentransplantation wird das »Wunder« der Transplantation bzw. die Bedeutung einer Organspende besonders deutlich.

Hornhauttransplantation

Bereits im 19. Jahrhundert wurde an der Verpflanzung von Augenhornhaut geforscht. Es war eine faszinierende Idee, Menschen mit einer getrübten Augenhornhaut durch eine Operation das Augenlicht wiedergeben zu können. Nicht nur der Ersatz der Hornhaut durch menschliche Hornhaut, sondern auch durch tierische oder künstliche Materialien wurden erprobt. Schließlich konnte die erste erfolgreiche Hornhautverpflanzung (Keratoplastik) von Eduard Zirm im Jahr 1905 durchgeführt werden.

Der Tagelöhner Alois Glogar hatte sich durch Verätzung mit Kalk eine dichte grauweiße Trübung der Hornhaut zugezogen. Er konnte nur noch Hell und Dunkel unterscheiden. Glogar erhielt die Hornhaut eines Jungen, dessen Auge nach einer Verletzung entfernt werden mußte. Zirm berichtete, daß sein Patient nach einem Jahr die Zahl der gezeigten Finger einer 4 Meter entfernt stehenden Person zählen und leichten landwirtschaftlichen Tätigkeiten selbständig nachgehen konnnte.

Die Hornhaut

Die Hornhaut (Kornea) bedeckt die Oberfläche des Auges über der Pupille und der Iris. Sie hat einen Durchmesser von durchschnittlich etwas mehr als einem Zentimeter und ist von einer Übergangszone umgeben, dem Limbus, wo die durchsichtige Hornhaut in die milchige Bindehaut, die Konjunktiva, übergeht. Die Kornea dient nicht nur als Schutzschicht des Auges, sie funktioniert auch als die erste Linse, auf die das Licht trifft, und macht so einen Großteil der Brechkraft des Auges aus.

Hinter der Hornhaut passiert das Licht die vordere Augenkammer, dann fällt es durch die Pupille, die Öffnung in der Iris, die als Blende wirkt, auf die eigentliche

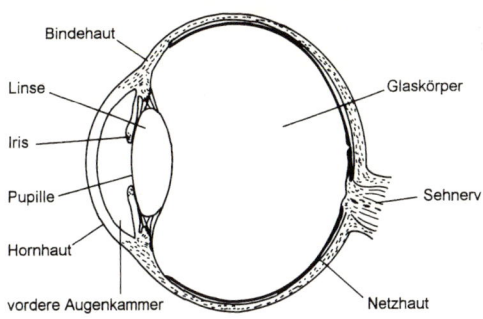

Bindehaut
Linse
Iris
Pupille
Hornhaut
vordere Augenkammer
Glaskörper
Sehnerv
Netzhaut

Abb. 15.1. Aufbau des Auges insgesamt und der Hornhaut mit vorderer Augenkammer.

Linse. Anschließend durchquert es den Glaskörper, um schließlich im hinteren Teil des Auges auf die Nervenzellen der Netzhaut zu treffen (Abb. 15.1).

Wenn also die Eintrittspforte des Lichtes getrübt ist, wird der gesamte Sehapparat funktionslos, da an den Nervenzellen kein oder nur wenig Licht ankommt. Durch die Entfernung der undurchsichtigen Hornhaut und Einsetzen einer klaren Hornhaut kann die Sehkraft wieder gewonnen werden.

Nur weil die Abstoßung ausbleibt, waren so frühe Erfolge der Keratoplastik möglich.

Warum wird die transplantierte Hornhaut auch ohne abwehrhemmende Medikamente in der Regel nicht abgestoßen?

Der Grund dafür ist, daß die Hornhaut keine Blutgefäße enthält. Sie kommt also mit dem Blut des Empfängers und damit auch mit den Abwehrzellen meist nicht in Kontakt. Deshalb wird eine neue Hornhaut auch nicht als fremd erkannt. Trotzdem benötigt die Hornhaut natürlich Sauerstoff und Nährstoffe. Diese erhält sie aus der flüssigkeitsgefüllten vorderen Augenkammer. Von außen hält der Tränenfilm die Hornhaut feucht, was wichtig für die Durchsichtigkeit ist. Außerdem ist der Tränenfilm auch an der Sauerstoffversorgung beteiligt. An der Rückseite der Hornhaut befindet sich eine Zellschicht, die den Flüssigkeitsgehalt des Hornhautgewebes reguliert.

Wer kommt für eine Hornhauttransplantation in Frage?

Generell ist eine Hornhauttransplantation bei einer Trübung der Kornea angezeigt. Diese kann Folge von Verletzungen, Verätzungen, Infektionen oder aber durch eine fehlerhafte Funktion der Zellschicht an der Rückseite der Hornhaut verursacht sein, so daß der Flüssigkeitsgehalt nicht stimmt. Aber auch eine zu dünne oder stark verformte Hornhaut kann Grund für eine Transplantation sein. Schließlich kommt eine Transplantation nach Zerstörung der Hornhaut z. B. durch Geschwüre oder Tumoren in Frage.

Vor der Transplantation muß die Erkrankung, die zur Trübung oder Zerstörung der Hornhaut geführt hat, ausgeheilt sein; ebenso dürfen keine Infektionen des Auges vorliegen. Unter Umständen kann eine Transplantation auch nicht durchgeführt werden, wenn bereits viele Blutgefäße in die eigene Hornhaut des Patienten eingewachsen sind, denn dann würde das Transplantat abgestoßen. Vor der Operation muß außerdem geklärt werden, ob der Sehapparat hinter der Hornhaut noch funktioniert. Ist dies nicht der Fall, wäre eine Keratoplastik wirkungslos.

Die Operation

Die Operation kann sowohl unter örtlicher Betäubung wie auch unter Vollnarkose durchgeführt werden. Ausgetauscht wird entweder nur der oberflächliche Teil der Hornhaut oder aber die Hornhaut in ihrer ganzen Dicke (Abb. 15.2).

Zunächst muß der Augapfel des Empfängers fixiert werden. Dann wird die erkrankte Hornhaut des Empfängers ausgestanzt. Jetzt muß die Spenderhornhaut eingepaßt werden. Hierbei wird unter dem Operationsmikroskop gearbeitet. Anschließend wird das Transplantat eingenäht. Dann werden mit einer Augensalbe noch Antibiotika und Kortison auf das Auge aufgebracht und beide Augen mit einem Verband bedeckt. Es ist notwendig, beide Augen zu verbinden, weil sich sonst das operierte Auge synchron mit dem nichtverbundenen mitbewegen würde.

Meist kann der Verband nach etwa 1 bis 2 Tagen abgenommen werden.

Im Anschluß an die Operation folgt ein Krankenhausaufenthalt von meist nur wenigen Tagen. Die antibiotischen Augentropfen müssen noch für längere Zeit angewandt werden, außerdem sind regelmäßige Nachkontrollen beim Augenarzt wichtig.

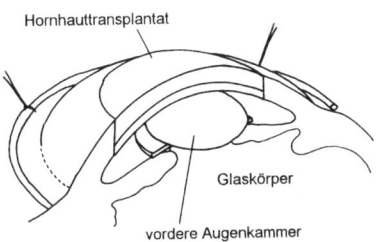

Abb. 15.2. Operationstechnik bei der Keratoplastik.

Komplikationen

Auch die Hornhauttransplantation hat ihre speziellen Komplikationen: So kann es besonders in den ersten Wochen nach der Operation trotz der antibiotischen Behandlung zu Infektionen kommen. Manchmal tritt eine Hornhautverkrümmung auf, ein sogenannter Astigmatismus, der aber durch eine Brille korrigiert werden kann.

Eines der wichtigsten Probleme ist die Abstoßung des Hornhautgewebes, falls die Hornhaut Anschluß an die Blutgefäße des Empfängers hat. Dann muß zunächst örtlich mit Kortison behandelt werden. Reicht das nicht aus, muß Kortison eingenommen werden.

Ergebnisse

Die Erfolgsquote bei Hornhauttransplantationen liegt bei 95 % bei nur äußerst niedrigen Komplikationsraten!

Die Hornhautspende

Im Gegensatz zu den bisher beschriebenen Organen ist die Spende von Hornhaut nicht nur nach dem festgestellten Hirntod, sondern auch nach dem Herz-Kreislauf-Tod möglich. Selbstverständlich erfolgt auch hier die Entnahme nur nach Einwilligung der nächsten Angehörigen. Eine Entnahme kann noch einige Zeit nach dem Eintritt des Todes durchgeführt werden. Dazu muß das Auge des Spenders entnommen werden. Später wird unter dem Operationsmikroskop die Hornhaut herauspräpariert. Sie ist in einer Nährlösung gekühlt bis zu mehreren Wochen haltbar.

Da auch durch die Hornhauttransplantation Krankheiten übertragen werden können, muß der Spender frei von ansteckenden Krankheiten sein.

▨ Gehörknöchelchentransplantation

Ähnlich wie der Sehvorgang ist auch das Hören beim Menschen ein sorgsam ausgetüftelter Vorgang bei dem viele einzelne Funktionen wie Zahnrädchen ineinander greifen müssen (Abb. 15.3). Die Gehörknöchelchen dienen dabei der Übertragung des Schalls zu den Nervenzellen. Normalerweise wird beim Übertritt von Schallwellen aus der Luft auf eine Flüssigkeit der größte Teil der Schallwellen reflektiert. Im Mittelohr werden durch ein kompliziertes System die Schallwiderstände von Luft und Innenohr aneinander angepaßt und deshalb die Verluste durch Reflexion geringer.

Zuerst wird der Schall von der Ohrmuschel gewissermaßen eingefangen und in den äußeren Gehörgang geleitet. Dann trifft er auf das Trommelfell – hier beginnt das Mittelohr – und versetzt es in Schwingung. Diese Schwingung überträgt sich auf die 3 Gehörknöchelchen,

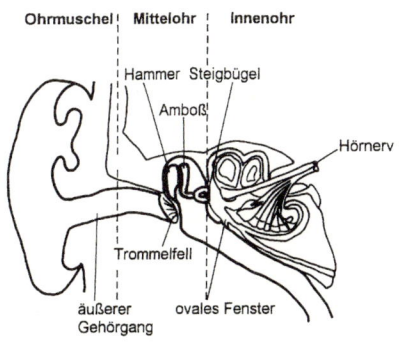

Abb. 15.3. Aufbau des Ohres.

die nach ihrer Form Hammer, Amboß und Steigbügel heißen. Sie wiederum geben die Schwingung an eine Membran weiter, das sogenannte ovale Fenster. Dahinter befindet sich das mit Flüssigkeit gefüllte Innenohr mit den Sinneszellen. Diese Sinneszellen tragen feinste Härchen, die durch die Schwingung der Flüssigkeit im Innenohr erregt werden.

Schäden am Mittelohr treten vor allem nach häufigen Mittelohrentzündungen auf. Es kommt zu einer Mittelohrschwerhörigkeit, unter der viele Menschen leiden. Die Gehörknöchelchen sind durch die chronische Entzündung geschädigt und können den Schall vom Trommelfell nicht mehr auf das ovale Fenster übertragen.

Voraussetzung für die Durchführung der Transplantation von Gehörknöchelchen ist ein intaktes Innenohr. Die Operation selbst kann in örtlicher Betäubung erfolgen. Der Schnitt wird vor oder hinter der Ohrmuschel vorgenommen und von dort das Mittelohr eröffnet. Es können sowohl nur ein einzelnes Gehörknöchelchen als auch alle – z.T. inklusive des Trommelfells – transplantiert werden. Die Transplantation von Gehörknöchelchen gelang erstmals Ende der 50erJahre. Die Operation muß mit Hilfe des Operationsmikroskops erfolgen, da nur so eine exakte Plazierung der winzigen Gehörknöchelchen möglich ist.

Auch bei der Übertragung von Gehörknöchelchen kommt es nicht zu einer Abstoßung. Zum einen werden die Knöchelchen vor der Implantation von Eiweiß befreit, zum anderen haben sie im Mittelohr keinen Kontakt zu den Abwehrzellen des Empfängers.

Nach der Operation werden vorbeugend Antibiotika gegeben. Regelmäßige Kontrollen sind auch hier erforderlich. Komplikationen sind hauptsächlich durch technische Schwierigkeiten wie z. B. durch ein Abgleiten der Knöchelchen bedingt.

16 Organtransplantationen bei Kindern

Organtransplantationen sind heute nicht mehr nur bei Erwachsenen, sondern auch bei Kindern eine anerkannte Therapiemethode. Langzeiterfahrungen konnten zwar noch nicht gemacht werden, es handelt sich aber sicher nicht nur um eine kurzfristige Lebensverlängerung. Ist die erste Zeit überstanden, funktioniert das Organ meist über viele Jahre problemlos, und der Empfänger kann ein normales Leben führen. Nicht nur für Erwachsene, sondern besonders für Kinder brachte die Weiterentwicklung der Immunsuppression erhebliche Vorteile. So konnte die Häufigkeit von Infektionen und Knochenveränderungen gesenkt und den Kindern ein normales körperliches Wachstum ermöglicht werden. Trotz der guten Ergebnisse von Organtransplantationen im Kindesalter darf aber nicht vergessen werden, daß dadurch keine völlige Gesundung erreichbar ist. Viele körperliche, z.B. durch die Einnahme der abstoßungshemmenden Medikamente, aber besonders auch psychische Belastungen bleiben bestehen oder werden durch die Transplantation erst hervorgerufen. Deshalb müssen vor allem Kinder nach Organtransplantationen psychisch und physisch betreut werden.

▨ Nierentransplantation

Ein Nierenversagen bei Kindern ist relativ selten. Wenn dies jedoch geschieht, sind vor allen Dingen Kinder im 1. und 2. Lebensjahr betroffen. Die Krankheiten, die zum Nierenversagen führen, unterscheiden sich erheblich von denen der Erwachsenen. Meist sind die Ursachen erbliche oder angeborene Fehlbildungen und Erkrankungen. Wichtig ist eine frühzeitige Transplantation, um den Kindern ein normales Wachstum zu ermöglichen. Die Dialyse soll hier nur ein Übergang sein, bis ein passendes Organ gefunden ist. Passend bedeutet für Kinder nicht unbedingt, daß es sich um eine kindliche Niere handeln muß. Selbst Kleinkindern kann die Niere eines Erwachsenen transplantiert werden. Dies bedeutet, daß auch Eltern im Rahmen der Lebendspende eine Niere für ihr an Nierenversagen leidendes Kind spenden können. Dies war in Hannover bei etwa einem Viertel der Nierentransplantationen bei Kindern der Fall. Trotz begrenzter Langzeiterfahrung läßt sich sagen, daß nach 20 Jahren noch 40 % der Organe funktionieren. Jedoch profitieren auch Kinder, deren transplantierte Nieren nicht so lange funktionieren, von der Transplantation, da ihnen nur so ein normales Wachstum und eine normale Jugend ermöglicht werden kann.

▨ Lebertransplantation

Die erste erfolgreiche Lebertransplantation überhaupt wurde 1967 bei einem Kind vorgenommen.

Auch hier sind die Erkrankungen, die zu Transplantationen führen, grundsätzlich anders als bei Erwachsenen: Es stehen Fehlbildungen der Gallenwege sowie angeborene Stoffwechselerkrankungen im Vordergrund. Da die Leber auch bei Kindern orthotop, d.h. an die gleiche Stelle eingepflanzt wird wie die eigene Leber, muß das Organ größenmäßig passen. Den richtigen Zeitpunkt zur Transplantation zu ermitteln, führt zu einem Dilemma: Einerseits soll das Kind möglichst groß sein, andererseits darf die Erkrankung nicht zu weit fortgeschritten sein, damit der Zustand des kleinen Patienten nicht zu schlecht ist. Am besten geeignet für einen kindlichen Empfänger ist natürlich ein kindliches Organ passender Größe. Doch sind kindliche hirntote Organspender relativ noch seltener als Erwachsene.

Deshalb war es nötig, ein Verfahren zu entwickeln, das die Übertragung von Teilen erwachsener Organe auf Kinder ermöglicht.

So kann man heute durch anatomische Teilung 2 bis 3 der 8 Lebersegmente eines Erwachsenen einem Kind übertragen. Eine weitere spezielle Technik ist die sog. Splittransplantation, d.h. die Teilung einer Leber und Transplantation auf zwei Empfänger, z.B. auf ein Kind und einen Erwachsenen. Außerdem können lebende Spender, z.B. die Eltern, Teile ihrer Leber an ihr Kind weitergeben. Die Ergebnisse der kindlichen Lebertransplantationen entsprechen in etwa der bei Erwachsenen. So sind bei geplanten Lebertransplantationen nach 4 Jahren noch etwa 70 % der Patienten am Leben. Allerdings sterben die meisten der Patienten in den ersten Monaten nach Transplantation, so daß – wenn diese erste schwierige Phase erst einmal überstanden ist – ein normales Leben auf viele Jahre möglich sein wird.

Herztransplantation

Herztransplantationen bei Kindern stellen besondere Anforderungen: Das neue Herz muß exakt passen,

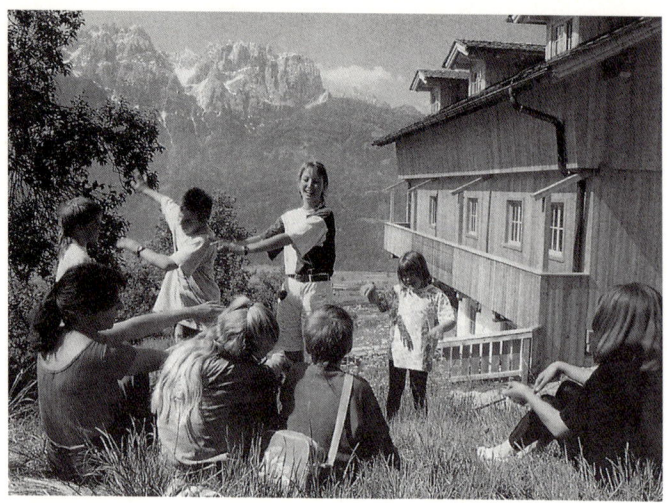

Abb. 16.1. Rehabilitationszentrum für Kinder und Jugendliche nach Organtransplantationen in Stronach (Österreich).

außerdem ist die chirurgische Technik aufgrund der geringen Größe besonders schwierig. Die häufigsten Erkrankungen, die zur Herztransplantation im Kindesalter führen, sind die dilatative Kardiomyopathie (s. Kap. 12) sowie das Herzversagen als Folge von angeborenen Herzfehlern. Wichtig ist, daß die Transplantation erfolgt, bevor es zu einem Bluthochdruck im Lungenkreislauf kommt. Das chirurgische Vorgehen ist, abgesehen von der sehr viel kleineren Größe, das gleiche wie bei Erwachsenen. Auch die Überlebensrate entspricht in etwa der bei Erwachsenen. So waren nach 7 Jahren noch etwa 80% der kleinen Patienten am Leben. Die Rehabilitation der überlebenden Kinder ist im allgemeinen gut (Abb. 16.1). Die meisten besuchten bereits ein halbes Jahr nach Transplantation wieder die Schule.

Transplantationskliniken in Deutschland

An der Vorbereitung und Durchführung einer Transplantation sind viele medizinische Disziplinen und Klinikabteilungen beteiligt, wie das folgende Schema zeigt (Tx: Transplantation).

Zuweisende
Institution

⇕

Tx-Ambulanz

⇕

Normalstation

⇕

Intensivstation

Innere Medizin/ Pädiatrie	Chirurgie
– Nephrologie	– Nieren-Tx
– Hepatologie	– Leber-Tx
– Kardiologie	– Herz/Herz-
– Diabetologie	Lungen-Tx
	– Pankreas-Tx

Immunologie	Administration	Anästhesiologie
Blutbank	Organisations-	Operationsbereich
Hämatologie	zentrale	Pathologie
Klinische Chemie	Dokumentation	Mikrobiologie
Pharmakologie	Biometrie	Radiologie
Zentralapotheke	Sozialdienst	Nuklearmedizin
Neurologie	Transportdienst	
Psychosomatik	Hilfsdienste	Experimentelle Chirurgie

RWTH
Pauwelsstr. 30
52057 Aachen
Niere

Zentralklinikum
Krankenhauszweckverband
Augsburg
Stenglinstraße 2
86156 Augsburg
Niere

Benedikt Kreuz
Rehabilitationszentrum für
Herz- und Kreislaufkranke
Bad Krozingen e.V.
Südring 15
79189 Bad Krozingen
Herz

Kerckhoff-Klinik
Benekestr. 2–8
61231 Bad Nauheim
Herz

Herz- und Diabeteszentrum
Nordrhein-Westfalen
Georgstr. 11
32545 Bad Oeynhausen
Herz, Lunge

Charité
Schumannstr. 20/21
10117 Berlin
Niere

Deutsches Herzzentrum
Augustenburger Platz 1
13353 Berlin
Herz, Lunge

Chirurgische Klinik und Poli-
klinik
UKRV-Wedding
Augustenburger Platz 1
13353 Berlin
Niere, Leber

Virchow-Klinikum
Abt. für innere Medizin
Spandauer Damm 130
14050 Berlin
Niere, Leber

Krankenhaus im
Friedrichshain
Landsberger Allee 49
10249 Berlin
Niere

Universitätsklinikum
Benjamin Franklin der FU
Hindenburgdamm 30
12200 Berlin
Niere

Knappschaftskrankenhaus
Chirurgische
Universitätsklinik
In der Schonau 23–25
44892 Bochum
Niere

Medizinische
Universitätsklinik
Sigmund-Freud-Straße 25
53105 Bonn
Niere Leber

Urologische Klinik
Zentralkrankenhaus
St.-Jürgen-Straße 1
28205 Bremen
Niere

Universitätsklinikum
Carl Gustav Carus
Fetscherstr. 74
01307 Dresden
Niere, Herz, Lunge

Medizinische und
Chirurgische Klinik
der Universität Düsseldorf
Moorenstraße 5
40225 Düsseldorf
Niere

Chirurgische Klinik
des Universitätsklinikums
Hufelandstr. 55
45122 Essen
Niere, Herz, Lunge, Leber

Klinikum der Johann-
Wolfgang-Goethe Universität
Theodor-Stern-Kai 7
60596 Frankfurt
Niere, Herz, Leber

Chirurgische
Universitätsklinik
Hugstetterstraße 55
79106 Freiburg
Niere, Herz, Pankreas, Leber

Städtisches Klinikum
Pacelliallee 4
36043 Fulda
Herz

Medizinische Klinik II
Klinikum der
Justus-Liebig-Universität
Klinikstraße 36
35385 Gießen
Niere, Herz, Inselzellen

Klinikum der
Georg-August-Universität
Robert-Koch-Straße 40
37075 Göttingen
Niere, Herz, Leber

Urologische Klinik und
Poliklinik
der Martin-Luther-Universität
Magdeburger Straße 16
06112 Halle
Niere, Herz

Universitätskrankenhaus
Eppendorf
Chirurgische u. Urologische
Klinik
Martinistr. 52
20246 Hamburg
Niere, Herz, Leber

Nephrol. Zentrum Nieder-
sachsen
Gergraben 14
34346 Hannoversch-Münden
Niere

Transplantationszentrum
Med. Hochschule Hannover
Zentrum Chirurgie
Stadtfelddamm 65
30625 Hannover
Niere, Herz, Lunge, Leber,
Bauchspeicheldrüse, Kornea

Klinikum der Universität
Abt. Urologie und Poliklinik
Im Neuenheimer Feld 114
69120 Heidelberg
Niere, Herz, Leber, Pankreas

Universitätskliniken
des Saarlandes
Oscar-Orth-Str.
66421 Homburg
Niere, Herz

Urologische Klinik
Friedrich-Schiller-Universität
Lessingstraße 1
07740 Jena
Niere

Klinikum
der Universitätsstadt
Kaiserslautern
Friedrich-Engels-Straße 25
67653 Kaiserslautern
Niere, Herz

Chirurgische Klinik der Chri-
stian-Albrechts-Universität
Arnold-Heller-Str. 7
24105 Kiel
Herz, Lunge, Leber, Kornea

Medizinische Einrichtung
der Universität
Köln-Lindenthal
Gleueler Straße 176–178
50935 Köln
Niere, Herz

Städt. Krankenhaus
Köln-Merheim
Ostmerheimer Str. 200
51109 Köln
Niere

Universität Leipzig/
Bereich Medizin
Liebigstr. 20a
04103 Leipzig
Niere, Herz, Leber

Medizinische Universität
Ratzeburger Allee 160
23538 Lübeck
Niere

1. Medizinische Klinik
Klinikum der Johann-
Gutenberg-Universität
Langenbeckstraße 1
55101 Mainz
Niere

Klinikum
der Stadt Mannheim
Nephrologische Klinik/Dialyse
Theodor-Kutzer-Ufer
68167 Mannheim
Niere

Klinikum der
Philipps-Universität
Baldinger Straße
35043 Marburg
Niere, Pankreas

Chirurgische Klinik und
Poliklinik
Klinikum rechts der Isar
Ismaninger Straße 22
81675 München
Niere, Leber

Klinikum Großhadern der
Ludwig-Maximilians-
Universität
Marchioninistr. 15
81377 München
*Niere, Leber, Herz, Lunge,
Bauchspeicheldrüse*

Klinikum der Universität
Albert-Schweitzer-Straße 33
48149 Münster
*Niere, Herz, Lunge, Leber,
Pankreas*

4. Medizinische Klinik
der Universität
Nürnberg-Erlangen
Breslauer Straße 201
90471 Nürnberg
Niere, Leber

Klinikum der
Universität Regensburg
Franz-Josef-Strauß-Allee 1
93053 Regensburg
Niere, Herz

Med. Fakultät
der Universität Rostock
Ernst-Heydemann-Str. 6
18057 Rostock
Niere, Bauchspeicheldrüse

Katharinenhospital
Jägerstraße 62
70174 Stuttgart
Niere

Med. Einrichtungen
der Universität Tübingen
Chirurgische
Universitätsklinik
Hoppe-Seyler-Str. 3
72076 Tübingen
*Niere, Leber,
Bauchspeicheldrüse*

Klinikum der
Universität Ulm
Steinhövelstraße 9
89070 Ulm
Niere, Pankreas

Klinikum der Bayerischen
Julius-Maximilians-Universität
Josef-Schneider-Straße 2
97080 Würzburg
Niere, Leber, Herz

Bildquellennachweis

Abb. 1.1–1.3, 1.5, 8.3, 9.3 — Küss R, Bourget P (1992) Une Histoire Illustrée de la greffe d'organes – La grande aventure de la siècle. Laboratoires Sandoz, Rueuil Malmaison

Abb. 7.1, 7.2, 9.4–9.6, 9.8 — Prof. Fröbisch, KfH (Kuratorium für Dialyse und Nierentransplantation)

Abb. 9.7, 10.2, 11.3, 12.4 — Berchtold R, Hamelmann H, Peiper H, Trentz O (Hrsg) (1994). Chirurgie. 3. Aufl. Urban & Schwarzenberg, München Wien Baltimore

Abb. 13.2 — Junqueira LC, Carneiro J (1996) Histologie. Übersetzt, überarbeitet und ergänzt von T. H. Schiebler; 4. Aufl. Springer, Berlin Heidelberg New York

Abb. 14.1 — Jochen Lübke Fotografie, Hannover

Weiterführende Literatur

Andrea Bubner (1993) Die Grenzen der Medizin. Technischer Fortschritt, Menschenwürde und Verantwortung. Heyne, München

Kurt Dreikorn (1994) Leben mit der neuen Niere. Ein Ratgeber für Patienten vor und nach der Transplantation. Pabst, Lengerich

Eurotransplant Foundation (1994, 1995) Annual Report

Hermann Mannebach (1992). Das Herz. Hilfen für Gesunde und Kranke. Springer, Berlin Heidelberg New York

Angelika und Bernd Markus (1995) Lebertransplantation. Wissenswertes für Patienten und Angehörige. Pabst, Lengerich

Peter McCullagh (1993) Brain Dead, Brain Absent, Brain Donors. Human Subjects or Human Objects? John Wiley, New York

Eckhard Nagel, Christoph Fuchs (1993) Soziale Gerechtigkeit im Gesundheitswesen. Ökonomische, ethische, rechtliche Fragen am Beispiel der Transplantationsmedizin. Springer, Berlin Heidelberg New York

Ina Pichlmayr, Rudolf Pichlmayr (1991) Lebenschance Organtransplantation. Wissenswertes über Durchführung und Probleme der Organtransplantation. Trias, Stuttgart

Hans-Peter Schlake, Klaus Rosen (1995) Der Hirntod als Tod des Menschen. Deutsche Stiftung Organtransplantation, Neu-Isenburg

Thomas E. Starzl, Ron Shapiro, Richard L. Simmons (1992) Atlas of Organ Transplantation. Gower, Aldershot

Sachverzeichnis

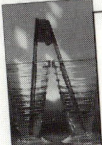
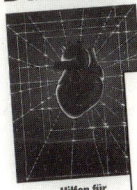
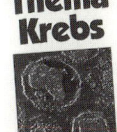
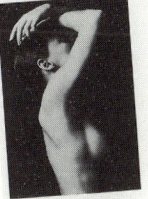

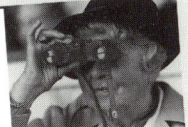
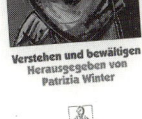
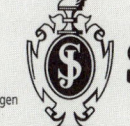

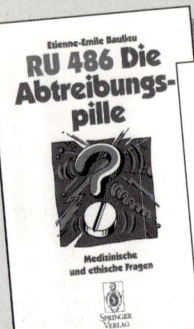
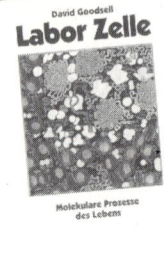
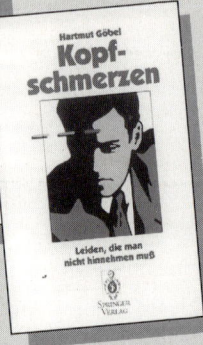
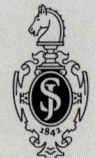

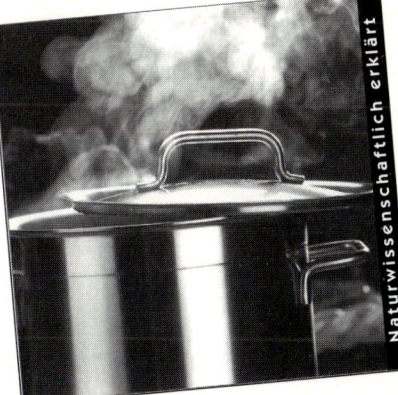
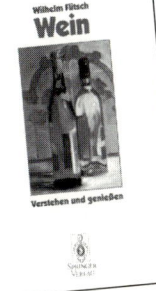
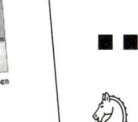
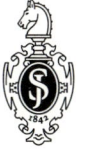

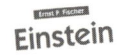
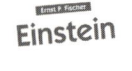
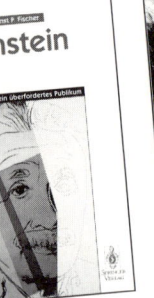
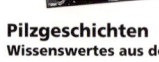
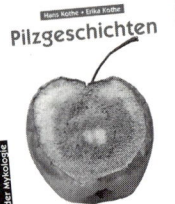
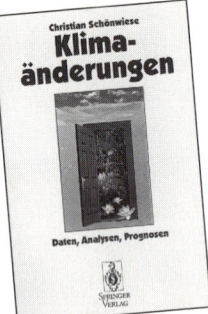
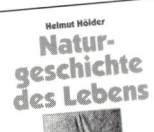
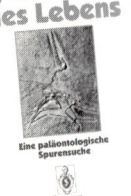
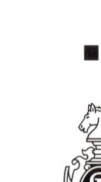